《临床药学监护》丛书

国家卫健委医院管理研究所药事管理研究部
国家医院药事管理质量控制中心　组织编写

吴永佩　颜青　高申　总主编

调脂
药物治疗的药学监护

主　审　谭　虹　李喜西
主　编　杨　敏　劳海燕
副主编　杨婉花　吴新荣　张晓娟　韩　勇
编　委　（以姓氏笔画为序）

王　航（福建医科大学附属第一医院）
王长连（福建医科大学附属第一医院）
方　凯（华中科技大学同济医学院附属协
　　　　和医院）
刘贺萍（中国人民解放军南部战区总医院）
刘晓琦（广东省人民医院）
劳海燕（广东省人民医院）
李宏建（山东省千佛山医院）
杨　敏（广东省人民医院）
杨　蕊（山东省千佛山医院）
杨婉花（上海交通大学医学院附属瑞金医院）
吴新荣（中国人民解放军南部战区总医院）
张　春（上海交通大学医学院附属新华医院）
张　健（上海交通大学医学院附属新华医院）

张伟霞（上海交通大学医学院
　　　　附属瑞金医院）
张晓娟（广东省人民医院）
周　红（华中科技大学同济医
　　　　学院附属协和医院）
周　玲（苏州大学附属第一
　　　　医院）
高　哲（浙江大学医学院附属
　　　　第一医院）
韩　勇（华中科技大学同济医
　　　　学院附属协和医院）
游如旭（华中科技大学同济医
　　　　学院附属协和医院）
潘裕华（广东省人民医院）

人民卫生出版社

图书在版编目（CIP）数据

调脂药物治疗的药学监护 / 杨敏, 劳海燕主编. —北京: 人民卫生出版社, 2018

（《临床药学监护》丛书）

ISBN 978-7-117-27661-0

Ⅰ. ①调… Ⅱ. ①杨… ②劳… Ⅲ. ①高血脂病 - 临床药学 Ⅳ. ①R589.2

中国版本图书馆 CIP 数据核字（2018）第 252467 号

人卫智网	www.ipmph.com	医学教育、学术、考试、健康，购书智慧智能综合服务平台
人卫官网	www.pmph.com	人卫官方资讯发布平台

《临床药学监护》丛书
调脂药物治疗的药学监护

组织编写：国家卫健委医院管理研究所药事管理研究部
　　　　　国家医院药事管理质量控制中心
主　　编：杨　敏　劳海燕
出版发行：人民卫生出版社（中继线 010-59780011）
地　　址：北京市朝阳区潘家园南里 19 号
邮　　编：100021
E - mail：pmph @ pmph.com
购书热线：010-59787592　010-59787584　010-65264830
印　　刷：三河市尚艺印装有限公司
经　　销：新华书店
开　　本：710×1000　1/16　印张：9
字　　数：166 千字
版　　次：2019 年 2 月第 1 版　2019 年 2 月第 1 版第 1 次印刷
标准书号：ISBN 978-7-117-27661-0
定　　价：36.00 元

打击盗版举报电话：010-59787491　E-mail：WQ @ pmph.com
（凡属印装质量问题请与本社市场营销中心联系退换）

《临床药学监护》丛书
编 委 会

总 主 编　吴永佩　颜　青　高　申

副总主编　缪丽燕　王长连

编 委 会（以姓氏笔画为序）：

丁　新　　卜一珊　　万自芬　　王建华

卢晓阳　　包明晶　　冯　欣　　齐晓涟

闫峻峰　　劳海燕　　苏乐群　　杜　光

李　妍　　李喜西　　李智平　　杨　敏

杨婉花　　张　峻　　张　健　　张毕奎

陆　进　　陆方林　　陈　英　　林英忠

罗　莉　　胡　欣　　姜　玲　　高红梅

游一中　　谢　娟　　裘云庆　　翟晓文

樊碧发

《临床药学监护》丛书
分册目录

书名	分册主编	
1. 质子泵抑制剂药物治疗的药学监护	高 申	
2. 血管栓塞性疾病药物治疗的药学监护	高 申	陆方林
3. 疼痛药物治疗的药学监护	陆 进	樊碧发
4. 免疫抑制剂药物治疗的药学监护	王建华	罗 莉
5. 营养支持疗法的药学监护	杨婉花	
6. 调脂药物治疗的药学监护	杨 敏	劳海燕
7. 糖皮质激素药物治疗的药学监护	缪丽燕	
8. 癫痫药物治疗的药学监护	齐晓涟	王长连
9. 糖尿病药物治疗的药学监护	李 妍	苏乐群
10. 肿瘤药物治疗的药学监护	杜 光	
11. 高血压药物治疗的药学监护	陈 英	林英忠
12. 止咳平喘药物临床应用药学监护	谢 娟	万自芬
13. 吸入制剂药物治疗的药学监护	胡 欣	游一中
14. 感染性疾病药物治疗的药学监护	卢晓阳	裘云庆
15. 重症疾病药物治疗的药学监护	卜一珊	高红梅
16. 精神障碍疾病药物治疗的药学监护	张 峻	张毕奎
17. 儿童肾病综合征药物治疗的药学监护	姜 玲	
18. 骨质疏松症药物治疗的药学监护	闫峻峰	包明晶
19. 儿科常见疾病药物治疗的药学监护	李智平	翟晓文
20. 妇科疾病雌、孕激素药物治疗的药学监护	冯 欣	丁 新
21. 静脉药物临床应用药学监护	张 健	

丛 书 序

第二次世界大战后，欧美各国现代经济和制药工业迅速发展，大量新药被开发、生产并应用于临床。随着药品品种和药品临床使用量的增加，不合理用药现象也逐趋加重，严重的药物毒副作用和过敏反应也不断增多，患者用药风险增加。同时，人类面临的疾病负担愈加严峻，慢性病及其他疾病的药物应用问题更加复杂，合理用药成为人类共同关心的重大民生问题。为充分发挥临床药师在药物治疗和药事管理中的专业技术作用，提升药物治疗水平，促进药物安全、有效、经济、适当的合理使用，西方国家于20世纪中叶前后在高等医药院校设置6年制临床药学专业 Pharm D. 课程教育，培养临床型药学专业技术人才。同期，在医院建设临床药师制度，建立药师与医师、护士合作共同参加临床药物治疗，共同为患者临床药物治疗负责，共同防范医疗风险，提高医疗工作质量，保障患者健康的优良工作模式，这在西方国家已成为临床药物治疗常规，并得到社会和医药护理学界的共识。

1997年我们受卫生部委托起草《医疗机构药事管理暂行规定》，经对国内外医院药学技术服务情况调研分析，提出了我国"医院药学部门工作应该转型""药师观念与职责必须转变"和医院药学专业技术服务扩展发展方向，并向卫生部和教育部提出三点具体建议：一是高等医药院校设置临床药学专业教学，培养临床应用型药学专业技术人才；二是在医院建立临床药师制，药师要直接参与临床药物治疗，促进合理用药；三是为提高成品输液质量、保障患者用药安全和保护护理人员免受职业暴露，建议对静脉输液实行由药学部门管理、药学人员负责的集中统一调配与供应模式。卫生部接受了此建议，在2002年1月卫生部公布《医疗机构药事管理暂行规定》，首次规定要在医院"逐步建立临床药师制"。为此，在2005年和2007年卫生部先后启动"临床药师培训基地"和"临床药师制"建设两项试点工作，并于2009年和2010年作了总结，取得了很大的成功，目前临床药师岗位培训制度和临床药师制建设已日趋规范化和常态化。随着临床药学学科的发展和临床药师制体系建设的深化,临床药师队伍迅速成长,专业技术作用逐渐明显,但临床药师普遍深感临床药学专业系统知识的不足,临床用药实践技能的不足。为提升临床药师参加临床药物治疗工作的药学监护能力,我们邀请临床药学专家和临床药师以及临床医学专家共同编写了《临床药学监护》丛书。本丛书将临床药物治疗学理论与药物治疗监护实践相结合,反映各分册临床疾病药物治疗的最新进展,以帮助临床药师在药物治疗实践活动中实施药学监护措施,提升运用临床药学专业知识解决临床用药中实际问题的能力。本丛书主要内容为依据不同疾病的药物治疗方案,设计药学监护措施,明确药学监护重点:对药物治疗方案的评价与正确实施;遴选药品的适宜性和随着疾病治疗的进展调整药物治疗意见;对药物治疗效果的评价;监测与杜绝用药错误;监测与防范药品不良反应;对患者进行用药教育等。

《临床药学监护》丛书的编写与出版,体现了国内外临床药物治疗学和临床实践活动最新发展趋势,反映了国际上临床药学领域的新的药学监护技术。本丛书可满足广大医疗机构药师学习、实践工作的需要,也可作为医疗机构医护人员和高等医药院校学员的参考用书,但撰写一部系统的《临床药学监护》丛书我们尚缺乏经验,不足之处在所难免,希望临床药师和广大读者批评指正,为再版的修订与完善提供条件。

我们衷心感谢为本丛书编写和出版付出辛勤劳动的专家、临床药师和相关人员并向其致以崇高的敬意!

吴永佩 颜 青 高 申

2018 年 3 月

前　言

随着我国经济的持续发展和人民生活水平的明显提高,我国人群的血脂水平也逐步升高,血脂异常患病率明显增加。据 2015 年国家卫生计生委疾病预防控制局《中国居民营养与慢性病状况报告(2015)》称:成人血清总胆固醇(total cholesterol, TC)平均为 4.50mmol/L,高胆固醇血症的患病率 4.9%;甘油三酯(triglyceride, TG)平均为 1.38mmol/L,高甘油三酯血症的患病率 13.1%。中国成人血脂异常总体患病率高达 40.40%,与 2002 年调查结果相比,呈大幅度上升。国外学者认为:中国人群血清胆固醇水平的升高,将导致 2010—2030 年期间心血管病事件约增加 920 万。我国儿童青少年高胆固醇血症患病率也有明显升高,预示未来中国成人血脂异常患病及相关疾病负担将继续加重。

有效控制血脂异常,对我国动脉粥样硬化性心血管病防控具有重要意义。2007 年,第 1 版《中国成人血脂异常防治指南》发布,该指南对我国血脂异常的防治工作起到了重要的指导作用。第二次中国临床血脂控制现状多中心协作研究结果显示,参照我国 2007 版《中国成人血脂异常防治指南》的标准,2094 例患者血脂总达标率为 50%,低危组、中危组、高危组和极高危组达标率分别为 91%、77%、49% 和 38%。调查表明我国血脂达标率与指南的要求仍存在很大差距,特别是高危和极高危患者,明显低于国外调查结果。2016 年修订的《中国成人血脂异常防治指南(2016 年修订版)》中提出血脂异常的防治工作亟待加强。因此,提高血脂异常的知晓率、治疗率和控制率是血脂防治工作的重点。

目前血脂控制的措施主要包括治疗性生活方式改善和药物治疗。治疗性生活方式改善包括改善饮食、增加体力活动、控制体重和戒烟。所有的血脂异常、冠心病或非心源性缺血性脑卒中患者均建议实行治疗性生活方式改善,但许多患者单纯靠改善生活方式血脂水平仍不能达标,因此较高危的患者在改善生活方式的同时需要启动调脂药物治疗。目前临床上应用的调脂药物包括:他汀类、贝特类、烟酸类、树脂类和胆固醇吸收抑制剂,此外,还有 ω-3 多不饱和脂肪酸和前蛋白转化酶枯草溶菌素 9(proprotein convertase subtilisin/kexin type 9, PCSK9)抑制剂。其中,他汀类药物在动脉粥样硬化性心脑血管病防治中起着非常重要的作用,有大量的循证医学证据支持,在临床的应用也最为广泛。随着调脂药物在临床的应用愈加广泛,其有效性和安全性也越来越引起关注,而正确实施药学监护是保证调脂药物治疗安全有效的前提。

药学监护(pharmaceutical care)是指药师为改善患者生活质量,直接并负责任地提供药物有关的监护。药学监护主要包括三个步骤:①患者用药情况评估;②患者监护计划的拟定;③患者的随访评价。药学监护是以患者为中心的药学技术服务,药师在药学监护实践中的主要职责是:①与医生一起决定患者是否需要进行药物治疗;②明确治疗目标并设计药物治疗方案(即个体化用药);③监测患者用药全过程;④对药物治疗做出综合评价;⑤发现并报告药物不良反应;⑥避免或减少药物不良反应及有害的药物相互作用的发生。药师通过药学监护可以发现、解决或预防用药相关问题,包括:①药物正确无误;②用药指征适宜;③疗效安全,使用价格适宜;④剂量、用法、疗程妥当;⑤用药对象适宜;⑥调配无误;⑦患者依从性良好等。因此,药学监护在提升临床药物治疗水平、保证患者的合理用药方面起着非常重要的作用。

药学监护的概念最早是由美国的 Hepler 和 Strand 两位教授于 1990 年首次明确的,随后美国医院药剂师协会(ASHP)在 1993 年发表正式声明,明确提出药师的任务是提供药学监护。如今药学监护的理念已得到了全球药学界的普遍认同。我国的药学监护工作开展得较晚,目前尚未建立统一规范的药学监护模式。为规范调脂药物在临床的合理应用,探索临床药师进行药学监护的规范化模式,国家卫健委医院管理研究所药事管理研究部、国家医院药事管理质量控制中心特地邀请在国内临床药师培训基地工作的临床药师和临床医师共同编写了《临床药学监护》丛书——《调脂药物治疗的药学监护》一书,旨在为临床药师工作提供一些有益的借鉴。

本书第一章、第二章为总论部分,主要对血脂异常和血脂调节药进行概述;第三章到第七章为各论部分,分别对高脂血症、心血管病、脑血管病、肾脏病、糖尿病等疾病的调脂治疗的药学监护进行阐述,内容包括疾病简介、调脂药物治疗原则和方案、调脂药学监护原则和要点,并附有药学监护评估相关表格。

这是一本实用性较强的调脂治疗药学监护方面的参考书,希望能够为临床药师参与临床药物治疗和开展药学监护工作提供参考,同时也希望能够给予临床医学专业、临床药学专业的学生和初级医务人员一些帮助。随着医学的不断发展,新的循证证据与推荐可能与本书的部分观点不符,请读者加以甄别。

杨　敏　劳海燕　张晓娟

2018 年 7 月

目　录

第一章　血脂异常

第一节　血脂与脂蛋白基本概念

血脂是血浆中的胆固醇、甘油三酯（triglyceride，TG）和类脂如磷脂等的总称。与临床密切相关的血脂主要是胆固醇和甘油三酯，在人体内胆固醇主要以游离胆固醇及胆固醇酯形式存在。甘油三酯是甘油分子中的三个羟基被脂肪酸酯化而形成的。循环血液中的胆固醇和甘油三酯必须与特殊的蛋白质即载脂蛋白（apolipoprotein，Apo）结合形成脂蛋白，才能被运输至组织进行代谢。

脂蛋白分为：乳糜微粒（chylomicrons，CM）、极低密度脂蛋白（very-low-density lipoprotein，VLDL）、中间密度脂蛋白（intermediate-density lipoprotein，IDL）、低密度脂蛋白（low-density lipoprotein，LDL）和高密度脂蛋白（high-density lipoprotein，HDL）。此外，还有一种脂蛋白称为脂蛋白（a）[lipoprotein（a），Lp（a）]。各类脂蛋白的物理特性、主要成分、来源和功能列于表 1-1。

表 1-1　血浆脂蛋白的特性及功能

分类	水合密度（g/ml）	颗粒直径（nm）	主要成分	主要载脂蛋白	来源	功能
CM	< 0.950	80~500	TG	Apo B_{48} Apo A_1 Apo A_2	小肠合成	将食物中的 TG 和胆固醇从小肠转运至其他组织
VLDL	0.950~1.006	30~80	TG	Apo B_{100} Apo E Apo Cs	肝脏合成	转运 TG 至外周组织，经脂酶水解后释放游离脂肪酸
IDL	1.006~1.019	27~30	TG 胆固醇	Apo B_{100} Apo E	VLDL 中 TG 经脂酶水解后形成属 LDL 前体	属 LDL 前体，部分经肝脏代谢

续表

分类	水合密度 （g/ml）	颗粒直径(nm)	主要成分	主要载脂蛋白	来源	功能
LDL	1.019~1.063	20~27	胆固醇	Apo B$_{100}$	VLDL 和 IDL 中 TG 经脂酶水解形成	胆固醇的主要载体，经 LDL 受体介导摄取而被外周组织利用，与 ASCVD 直接相关
HDL	1.063~1.210	8~10	磷脂胆固醇	Apo A$_1$ Apo A$_2$ Apo Cs	肝脏和小肠合成	促进胆固醇从外周组织移去，转运胆固醇至肝脏或其他组织再分布 HDL-C 与 ASCVD 负相关
Lp(a)	1.055~1.085	26	胆固醇	Apo B$_{100}$ Lp(a)	CM 和 VLDL 脂解后表面物衍生 肝脏合成后与 LDL 形成复合物	可能与 ASCVD 相关

注：ASCVD：动脉粥样硬化性心血管病

1. 乳糜微粒（CM） CM 是血液中颗粒最大的脂蛋白，主要成分是 TG，占近 90%，其密度最低。正常人空腹 12 小时后采血时，血清中无 CM。将血清试管放在 4℃静置过夜，CM 会漂浮到血清上层凝聚，状如奶油，此为检查有无 CM 存在的简便方法。

2. 极低密度脂蛋白（VLDL） VLDL 由肝脏合成，其 TG 含量约占 55%，与 CM 一起统称为富含 TG 的脂蛋白。在没有 CM 存在的血清中，TG 主要反映 VLDL 的多少。由于 VLDL 分子比 CM 小，空腹 12 小时的血清清亮透明，当空腹血清 TG 水平高于 3.4mmol/L（300mg/dl）时，血清才呈乳状光泽直至混浊。

3. 低密度脂蛋白（LDL） LDL 由 VLDL 和 IDL 转化而来（其中的 TG 经酯酶水解后形成 LDL），LDL 颗粒中含胆固醇约 50%，是血液中胆固醇含量最多的脂蛋白，故称为富含胆固醇的脂蛋白。单纯性高胆固醇血症时，胆固醇浓度的升高与血清 LDL-C 水平呈平行关系。由于 LDL 颗粒小，即使 LDL-C 的浓度很高，血清也不会混浊。LDL 中的载脂蛋白 95% 以上为 Apo B$_{100}$。

4. 高密度脂蛋白（HDL）　HDL 主要由肝脏和小肠合成。HDL 是颗粒最小的脂蛋白，其中脂质和蛋白质部分几乎各占一半。HDL 中的载脂蛋白以 Apo A_1 为主。HDL 是一类异质性脂蛋白，由于 HDL 颗粒中所含脂质、载脂蛋白、酶和脂质转运蛋白的量和质各不相同，采用不同分离方法，可将 HDL 分为不同亚组分。这些 HDL 亚组分在形状、密度、颗粒大小、电荷和抗动脉粥样硬化特性等方面均不相同。

5. 脂蛋白（a）[Lp（a）]　Lp（a）是利用免疫方法发现的一类特殊脂蛋白。Lp（a）脂质成分类似于 LDL，但其载脂蛋白部分除含有一分子 Apo B_{100} 外，还含有一分子 Apo（a）。

6. 非高密度脂蛋白胆固醇（非 -HDL-C）　非 -HDL-C 是指除 HDL 以外其他脂蛋白中含有的胆固醇总和。非 -HDL-C 作为 ASCVD 及其高危人群防治时调脂治疗的次要目标，适用于 TG 水平在 2.3~5.6mmol/L（200~500mg/dl）时，LDL-C 水平不高或已达治疗目标的个体。国际上有血脂指南建议将非 -HDL-C 列为 ASCVD 一级预防和二级预防的首要目标。

第二节　血脂检测及临床意义

临床上检测血脂的项目较多，血脂的基本检测项目为 TC、TG、HDL-C 和 LDL-C。其他血脂项目如 Apo A_1、Apo B、Lp（a）等的检测属于研究项目，不在临床基本检测项目之列。

1. 总胆固醇（TC）　TC 是指血液中各种脂蛋白所含胆固醇之总和。影响 TC 水平的主要因素有：年龄与性别、饮食习惯、遗传因素。TC 对动脉粥样硬化性疾病的危险评估和预测价值不及 LDL-C 精准。

2. 甘油三酯（TG）　TG 水平受遗传和环境因素的双重影响，与种族、年龄、性别以及生活习惯（如饮食、运动等）有关。与 TC 不同，TG 水平个体内及个体间变异大，同一个体 TG 水平受饮食和不同时间等因素的影响，所以同一个体在多次测定时，TG 值可能有较大差异。调查资料表明，血清 TG 水平轻至中度升高者患冠心病危险性增加。当 TG 重度升高时，常可伴发急性胰腺炎。

3. 低密度脂蛋白胆固醇（LDL-C）　胆固醇占 LDL 比重的 50% 左右，故 LDL-C 浓度基本能反映血液 LDL 总量。影响 TC 的因素均可同样影响 LDL-C 水平。LDL-C 水平增高是动脉粥样硬化发生、发展的主要危险因素。一般情况下，LDL-C 与 TC 相平行，但 TC 水平也受 HDL-C 水平影响，故最好采用 LDL-C 作为 ASCVD 危险性的评估指标。

4. 高密度脂蛋白胆固醇（HDL-C）　HDL 能将外周组织如血管壁内胆固

醇转运至肝脏进行分解代谢,即胆固醇逆转运,可减少胆固醇在血管壁的沉积,起到抗动脉粥样硬化作用。因为 HDL 中胆固醇含量比较稳定,故目前多通过检测其所含胆固醇的量,间接了解血中 HDL 水平。大量的流行病学资料表明,血清 HDL-C 水平与 ASCVD 发病危险呈负相关。

5. 载脂蛋白 A1(Apo A_1) 正常人群血清 Apo A_1 水平多在 1.2~1.6g/L 范围内,女性略高于男性。HDL 颗粒的蛋白质成分即载脂蛋白约占 50%,蛋白质中 Apo A_1 约占 65%~75%,而其他脂蛋白中 Apo A_1 极少,所以血清 Apo A_1 可以反映 HDL 水平,与 HDL-C 水平呈明显正相关,其临床意义也大体相似。

6. 载脂蛋白 B(Apo B) 正常人群中血清 Apo B 水平多在 0.8~1.1g/L 范围内。正常情况下,每一个 LDL、IDL、VLDL 和 Lp(a)颗粒中均含有 1 分子 Apo B,因 LDL 颗粒占绝大多数,大约 90% 的 Apo B 分布在 LDL 中。Apo B 有 Apo B_{48} 和 Apo B_{100} 两种,前者主要存在于 CM 中,后者主要存在于 LDL 中。临床常规测定的 Apo B 通常指的是 Apo B_{100}。血清 Apo B 主要反映 LDL 水平,与血清 LDL-C 水平呈明显正相关,两者的临床意义相似。

7. 脂蛋白(a)[Lp(a)] 血清 Lp(a)浓度主要与遗传有关,基本不受性别、年龄、体重和大多数降胆固醇药物的影响。正常人群中 Lp(a)水平呈明显偏态分布。通常以 300mg/L 为切点,高于此水平者患冠心病的危险性明显增高,提示 Lp(a)可能具有致动脉粥样硬化作用,但尚缺乏临床研究证据。在排除各种应激性升高的情况下,Lp(a)被认为是 ASCVD 的独立危险因素。

上述各血脂项目测定数值的表达单位按国家标准为 mmol/L,国际上有些国家用 mg/dl,其转换系数如下:TC、HDL-C、LDL-C:1mg/dl=0.0259mmol/L;TG:1mg/dl=0.0113mmol/L。其中 TC、TG、HDL-C 和 LDL-C 是基本的临床实用检测项目。对于任何需要进行心血管危险性评价和给予降脂药物治疗的个体,都应进行此四项血脂检测。

第三节 血脂异常的分类及危险分层

一、血脂异常的分类

脂质在真皮内沉积可引起黄色瘤;脂质在血管内皮沉积可引起动脉粥样硬化,产生冠心病和外周血管病等。脂质在全身的沉积表现为黄色瘤、脂性角膜弓和高脂血症眼底改变及动脉粥样硬化病变。血脂异常的分类较繁杂,最简单的有病因分类和临床分类二种,最实用的是临床分类。

1. 临床分型 世界卫生组织(WHO)制定了高脂蛋白血症分型,共分为 6 型,如 I、IIa、IIb、III、IV 和 V 型。这种分型方法对指导临床上诊断和治疗高脂血症有很大的帮助。从实用角度出发,血脂异常可进行简易的临床分型(表1-2)。

表1-2 血脂异常的临床分型

分型	TC	TG	HDL-C	相当于WHO表型
高胆固醇血症	增高			IIa
高甘油三酯血症		增高		IV、I
混合型高脂血症	增高	增高		IIb、III、IV、V
低高密度脂蛋白血症			降低	

2. 血脂异常病因分类

(1)继发性高脂血症:继发性高脂血症是指由于其他疾病所引起的血脂异常。可引起血脂异常的疾病主要有:肥胖、糖尿病、肾病综合征、甲状腺功能减退症、肾功能衰竭、肝脏疾病、系统性红斑狼疮、糖原贮积病、骨髓瘤、脂肪萎缩症、急性卟啉病、多囊卵巢综合征等。此外,某些药物如利尿剂、非心脏选择性β受体拮抗剂、糖皮质激素等也可能引起继发性血脂异常。

(2)原发性高脂血症:除了不良生活方式(如高能量、高脂和高糖饮食、过度饮酒等)与血脂异常有关,大部分原发性高脂血症是由于单一基因或多个基因突变所致。由于基因突变所致的高脂血症多具有家族聚集性,有明显的遗传倾向,特别是单一基因突变者,故临床上通常称为家族性高脂血症(见表1-3)。

表1-3 家族性高脂血症

疾病名称	血清TC浓度	血清TG浓度
家族性高胆固醇血症	中至重度升高	正常或轻度升高
家族性Apo B缺陷症	中至重度升高	正常或轻度升高
家族性混合型高脂血症	中度升高	中度升高
家族性异常β脂蛋白血症	中至重度升高	中至重度升高
多基因家族性高胆固醇血症	轻至中度升高	正常或轻度升高
家族性脂蛋白(a)血症	正常或升高	正常或升高
家族性高甘油三酯血症	正常	中至重度升高

二、血脂异常的危险分层

血脂异常是冠心病发病的危险因素,临床在确定调脂治疗方案前,应根据个体ASCVD危险程度,决定是否启动药物调脂治疗,并结合血脂水平综合评估心血管病的发病危险,将人群进行危险分层,从而指导血脂异常的干预。

《中国成人血脂异常防治指南（2016 年修订版）》指出凡临床上诊断为ASCVD（包括急性冠状动脉综合征、稳定型冠心病、血运重建术后、缺血性心肌病、缺血性卒中、短暂性脑缺血发作、外周动脉硬化病等）患者均属极高危人群。而在非 ASCVD 人群中，则需根据胆固醇水平和危险因素的严重程度及其数目多少进行危险评估。2016 年修订版血脂异常防治指南延续了 2007 年《中国成人血脂异常防治指南》危险分层方案，见表 1-4。

血脂异常危险评估相关的心血管危险因素包括：①高血压；②吸烟；③低HDL-C 血症；④肥胖（BMI ≥ 28kg/m²）；⑤早发缺血性心血管病家族史（一级男性亲属发病 < 55 岁，一级女性亲属发病 < 65 岁）；⑥年龄（男性 ≥ 45 岁，女性 ≥ 55 岁）。

表 1-4　血脂异常危险分层方案

危险因素＼血脂水平	TC 5.18~6.19mmol/L（200~239mg/dl）或LDL-C 3.37~4.12mmol/L（130~159mg/dl）	TC ≥ 6.22mmol/L（240mg/dl）或LDL-C ≥ 4.14mmol/L（160mg/dl）
无高血压且其他危险因素 < 3	低危	低危
高血压或其他危险因素 ≥ 3	低危	中危
高血压且其他危险因素 ≥ 1	中危	高危
冠心病及其等危症	高危	高危

注：其他危险因素包括吸烟；低 HDL-C 血症；肥胖；早发缺血性心血管病家族史；年龄（男性 ≥ 45 岁，女性 ≥ 55 岁）

《中国成人血脂异常防治指南（2016 年修订版）》延续了 2007 年血脂指南危险分层方案，将高血压作为危险分层的重要参数；并将降低 LDL-C 水平作为防控 ASCVD 危险的首要干预靶点，非 -HDL-C 可作为次要干预靶点。而调脂治疗需设定目标值：极高危者 LDL-C 水平低于 1.8mmol/L；高危者 LDL-C 水平低于 2.6mmol/L；中危和低危者 LDL-C 水平低于 3.4mmol/L（见表 1-5）。该指南主要结合我国人群的循证医学的证据制定这些数值。

表 1-5　不同 ASCVD 危险人群降 LDL-C/ 非 -HDL-C 治疗达标值

危险等级	LDL-C	非 -HDL-C
低危、中危	< 3.4mmol/L（130mg/dl）	< 4.1mmol/L（160mg/dl）
高危	< 2.6mmol/L（100mg/dl）	< 3.4mmol/L（130mg/dl）
极高危	< 1.8mmol/L（70mg/dl）	< 2.6mmol/L（100mg/dl）

注：ASCVD：动脉粥样硬化性心血管病；LDL-C：低密度脂蛋白胆固醇；非 -HDL-C：非高密度脂蛋白胆固醇

而 2016 年欧洲心脏病学会（ESC）和欧洲动脉硬化学会（EAS）联合发布的《ESC/EAS 血脂异常管理指南》也基本继承了 2011 年《ESC/EAS 血脂异常管理指南》中对于高危、极高危人群的广泛界定，已有心血管病（CVD）、2 型糖尿病（T2DM）或 1 型糖尿病（T1DM）伴微量白蛋白尿、单个危险因素很高或慢性肾脏病（CKD）患者均属于极高危或高危患者，需要积极管理所有危险因素。当高危和极高危患者的 LDL-C 水平高于 2.6mmol/L（100mg/dl）和 1.8mmol/L（70mg/dl）时，推荐立即生活方式干预与合并用药干预；同时对于心肌梗死患者，可考虑给予他汀类药物治疗，而不论其总胆固醇水平如何。心血管病预防的目标和目标值的建议见表 1-6。

表 1-6　心血管病预防的目标和目标值

治疗目标	目标值
吸烟	不接触任何烟草
饮食	低饱和脂肪的健康饮食，主要为全麦产品、蔬菜、水果和鱼
体育活动	每星期 2.5~5 小时的中等强度体育活动或多数天 30~60 分钟的中等强度体育活动
体重	BMI 20~25kg/m^2，腰围＜ 94cm（男性）和＜ 80cm（女性）
血压	＜ 140/90mmHg
血脂 LDL-C 为主要目标	极高风险：LDL-C ＜ 1.8mmol/L（70mg/dl）或者如果基线值在 1.8~3.5mmol/L（70~135mg/dl）之间，至少降低 50%
	高风险：LDL-C ＜ 2.6mmol/L（100mg/dl）或者如果基线值在 2.6~5.2mmol/L（100~200mg/dl）之间，至少降低 50%
	低度 ~ 中度风险：LDL-C ＜ 3.0mmol/L（115mg/dl）
	对于极高风险、高风险和中度风险的受试者，非 -HDL-C 次要目标值分别为＜ 2.6mmol/L、3.4mmol/L 和 3.8mmol/L（100mg/dl、130mg/dl 和 145mg/dl）
HDL-C	无目标值，但是男性＞ 1.0mmol/L（40mg/dl）和女性＞ 1.2mmol/L（48mg/dl）提示存在低风险
TG	无目标值，但＜ 1.7mmol/L（150mg/dl）提示存在低风险，而较高水平表明需要寻找其他风险因素
糖尿病	HbA1c：＜ 7%（＜ 53mmol/mol）

第四节 血脂异常的治疗策略

一、非药物治疗

由于血脂异常与饮食和生活方式有密切关系,所以饮食治疗和改善生活方式是血脂异常治疗的基础措施。在满足每日必需营养需要的基础上控制饮食总能量;合理选择各营养要素的构成比例;控制体重,戒烟,限酒;坚持规律的中等强度代谢运动。《中国成人血脂异常防治指南(2016 年修订版)》指出,无论是否进行药物调脂治疗都必须坚持控制饮食和改善生活方式。对于原发性高脂蛋白血症,若为高胆固醇血症者应限制高胆固醇食物的摄入,宜多食植物油等不饱和脂肪酸含量丰富的食品;对内源性高甘油三酯血症者,应限制总热量的摄入,加强体育锻炼,控制体重。适度的运动可增加体内胆固醇的降解,使 TC、LDL-C 水平下降,也可增加脂蛋白脂肪酶活性,使得血中脂质降低。应根据患者身体条件选择运动量,如慢跑、骑车、游泳等等。

治疗性生活方式改变(TLC)是针对已明确的可改变的危险因素如饮食、缺乏体力活动和肥胖,采取积极的生活方式改善措施,其对象和内容与一般保健不同。治疗性生活方式改变主要内容见表 1-7。

表 1-7 生活方式改变基本要素

要素	建议
限制使 LDL-C 水平升高的膳食成分	<总能量的 7%
饱和脂肪酸	
膳食胆固醇	< 300mg/d
增加降低 LDL-C 水平的膳食成分	
植物固醇	2~3g/d
水溶性膳食纤维	10~25g/d
总能量	调节到能够保持理想体重或减轻体重
身体活动	保持中等强度锻炼,每天至少消耗 200kcal 热量

注:LDL-C 表示低密度脂蛋白胆固醇

二、药 物 治 疗

对于经调整饮食及改善生活方式 3~6 个月后,血脂仍不能控制于理想水平,尤其并存多种危险因素的患者,应开始药物治疗。根据高脂蛋白血症的分型、危险因素、血脂水平等选择适宜药物,调脂药物主要分为他汀类、贝特类、烟酸类、胆酸螯合剂、胆固醇吸收抑制剂及其他六大类。用药期间应监测血脂水平及其可能的不良反应。对于继发性高脂蛋白血症者，如糖尿病、甲状腺功能减退者，应积极治疗原发病。

《中国成人血脂异常防治指南（2016年修订版）》中指出，临床中调节血脂水平达标，首选他汀类调脂药物。起始宜应用中等强度他汀类调脂药物，根据个体调脂疗效和耐受情况，适当调整剂量；若胆固醇水平不能达标，则与其他调脂药物联合使用。国内的专家共识也认为，由于遗传学背景的差异，我国人群对于大剂量、高强度他汀类药物治疗的耐受性和安全性较差，发生肝毒性、肌肉毒性的风险明显高于欧美国家患者。并且中等强度他汀类药物治疗可使大多数患者LDL-C水平达标，甚至相对于欧美指南推荐常规给予大剂量他汀类药物。在《他汀类药物安全性评价专家共识2014》中认为对于中国人，所有他汀类调脂药物采用较小剂量开始治疗依然是最明智的做法。同时，此专家共识指出美国推荐只在服用他汀类调脂药物前检测肝酶，此后只有当临床需要时才检测，而目前在中国则不建议停止监测肝功能。在这样的背景下，任何治疗策略的确定均应与我国人群的动脉粥样硬化平均风险水平、遗传学背景与疾病的流行病学特征相结合，而调脂药物用药过程中的药学监护也是必不可少的。

本书主要阐述的是药物调脂以后的药学监护，非药物治疗策略在后续章节不再赘述。

（浙江大学医学院附属第一医院　高　哲）

参 考 文 献

1. 中国成人血脂异常防治指南制订联合委员会. 中国成人血脂异常防治指南. 中华心血管病杂志, 2007, 35（5）: 1-30.

2. 他汀类药物安全性评价工作组. 他汀类药物安全性评价专家共识. 中华心血管病杂志, 2014, 42（11）: 890-894.

3. CATAPANO AL, GRAHAM I, De BACKER G, et al. 2016ESC/EAS Guidelines for the Management of Dyslipidaemias. Eur Heart J, 2016, 37（39）: 2999-3058.

4. 中国成人血脂异常防治指南修订联合委员会. 中国成人血脂异常防治指南（2016年修订版）. 中国循环杂志, 2016, 31（10）: 7-28.

第二章 血脂调节药物概述

第一节 血脂调节药物分类及特点

临床上常用的调脂药物可分为 6 类：他汀类、贝特类、烟酸类、胆酸螯合剂、胆固醇吸收抑制剂及其他类。这些药物在作用机制、降脂程度和降脂类型方面各不相同，其适应证受血脂紊乱类型影响。调脂药的常用剂量见表 2-1，对血脂的影响程度见表 2-2。

表 2-1　调脂药物的剂量选择

药物	常规剂量	最大剂量	备注
洛伐他汀	晚餐时服用 20~40mg	80mg/d	与食物一同服用增加生物利用度 bid 与 qd 相比更能发挥降低低密度脂蛋白胆固醇作用
普伐他汀	10~20mg，临睡前服用	40mg/d	可空腹或与食物同服，与食物一同服用以减少消化不良
辛伐他汀	20~40mg，晚上服用	80mg/d	与食物一同服用可增加吸收、减少消化不良
氟伐他汀	20~40mg，每晚临睡时	80mg/d	缓控释剂型有相同效果且生物利用度较小（不良反应风险小）
阿托伐他汀	10~20mg，qd	80mg/d	可在一天中任何时候服用
瑞舒伐他汀	5~10mg，qd	40mg/d	可在一天中任何时候服用，可在进食或空腹时服用
匹伐他汀	1~2mg，qd	4mg/d	饭后口服
非诺贝特	微粒化 160~200mg/d，纳米晶体 145mg/d	同常规剂量	微粒化制剂随餐服用
烟酸	750~1000mg，bid	6g/d	最大剂量可达到 6g/d，但极少能耐受 可以每 3~7 天加量 200~250mg/d，直至达到满意剂量

药物	常规剂量	最大剂量	备注
烟酸缓释制剂	1000~2000mg, 睡前服用	2g/d	治疗应从低剂量开始, 逐渐增加剂量 4周内日剂量的增加不得超过500mg
阿昔莫司	250mg, bid/tid	同常规剂量	进餐时或餐后服用
考来烯胺	4g, q12h/q24h	不超过24g/d (4g, q4h)	饭前服用或与饮料拌匀服用
考来替泊	散剂: 一日 5~30g, 1 次或分次服用 片剂: 起始剂量为一次 2g, 一日 1~2 次; 维持剂量为一日 2~16g, 1 次或分次服用	散剂: 不超过30g/d 片剂: 不超过16g/d	散剂的滴定: 1~2 个月内可增加 5g 片剂的滴定: 1~2 个月内可增加 2g 餐前服用
考来维仑	片剂、干混悬剂: 3.75g, qd 或 1.875g, q12h	同常规剂量	为避免食管不适, 本药干混悬剂不应直接服用, 应加入 118~236ml 水、果汁或软饮料, 摇匀后服用 吞咽本药片剂困难的患者可服用本药干混悬剂
依折麦布	10mg, qd	同常规剂量	可在一天中任何时候服用, 可在进食或空腹时服用

表2-2　各种调脂药对血脂的平均影响

药物种类	LDL-C	HDL-C	TG
胆酸螯合剂	↓ 15%~30%	0%~ 微量	无变化
烟酸	↓ 10%~25%	↑ 15%~35%	↓ 25%~30%
他汀类	↓ 20%~60%	↑ 5%~10%	↓ 10%~33%
吉非罗齐	↓ 10%~15%	↑ 5%~20%	↓ 35%~50%
非诺贝特 (微粒化形式)	↓ 6%~20%	↑ 5%~20%	↓ 41%~53%
胆固醇吸收抑制剂	↓ 17%	↑ 1%	↓ 7%~8%
ω-3 脂肪酸	↓ 4%~49%	↑ 5%~9%	↓ 23%~45%

注: ↓, 降低; ↑, 升高

一、他汀类药物

（一）作用机制

他汀类（statins）也称 3- 羟基 -3- 甲基戊二酰辅酶 A（3-hydroxy-3-methylglutaryl- oenzyme A，HMG-CoA）还原酶抑制剂，通过竞争性抑制 HMG-CoA 而降低肝脏内胆固醇的合成，继而上调肝细胞表面 LDL 受体，加速血浆 LDL 的分解代谢，还可抑制 VLDL 的合成。因此他汀类药物能显著降低 TC、LDL-C 和 Apo B 水平，也降低 TG 水平和轻度升高 HDL-C 水平。此外，他汀类药物还具有稳定斑块、改善血管内皮功能、降低凝血活性等作用，这些作用可能与冠心病事件减少有关。近二十年来临床研究显示，他汀类药物是当前防治高胆固醇血症和动脉粥样硬化性疾病非常重要的药物。

（二）药效学特点和临床应用

目前国内已上市的常用的他汀类药物有：洛伐他汀（lovastatin）、辛伐他汀（simvastatin）、普伐他汀（pravastatin）、氟伐他汀（fluvastatin）、阿托伐他汀（atorvastatin）、瑞舒伐他汀（rosuvastatin）和匹伐他汀（pitavastatin）。

他汀类调脂药物是降低 LDL-C 水平作用最强的药物，其降低 TC 和 LDL-C 水平的作用是剂量依赖性的，呈对数曲线形式。他汀类药物在低剂量时就可以使 LDL-C 显著降低，并且每日剂量增加一倍可使 LDL-C 水平降低平均增加 6%~7%（见表 2-3）。阿托伐他汀的降脂作用在一定程度上不如瑞舒伐他汀强，但两者的作用远比辛伐他汀、洛伐他汀、普伐他汀和氟伐他汀要强。晚上服药可以使许多他汀类的药物发挥更大的效力，这与夜间内源性胆固醇合成增加有关；阿托伐他汀和瑞舒伐他汀具有较长的半衰期和更强的降 LDL-C 效力，使得患者可以在一天中的任何时候服用这两种药物。他汀类药物每天服用两次时比每天晚上服用一次的降 LDL-C 水平效果稍强，但临床上不足以为这种小的差别而调整用药。他汀类药物减少冠心病事件是共有效应，每种他汀类药物都有类似作用。由于他汀类药物具有良好的安全性和强力降 LDL-C 水平的效应，美国国家胆固醇教育计划成人治疗组第三次报告（NCEP-ATPⅢ）和美国心脏病协会（AHA）均推荐他汀类药物为降低胆固醇和冠心病风险的首选药物。

表 2-3　不同胆固醇降幅所需他汀类药物的剂量

药物	LDL-C 降幅				
	30%	38%	41%	47%	55%
瑞舒伐他汀（mg）	—	—	5	10	20
阿托伐他汀（mg）	—	10	20	40	80

续表

药物	LDL-C 降幅				
	30%	38%	41%	47%	55%
辛伐他汀（mg）	10	20	40	80	—
洛伐他汀（mg）	20	40 或 80	80	—	—
普伐他汀（mg）	20	40	40	—	—
氟伐他汀（mg）	40	80	—	—	—
匹伐他汀（mg）	1	2	4	—	—

注：数据摘自 FDA 网站；表中数据并非来自直接药物对比研究，上述数据仅供临床参考。

在提高 HDL-C 水平和 Apo A_1 浓度方面，辛伐他汀（40~80mg/d）比阿托伐他汀有效（20~40mg/d），但瑞舒伐他汀更有效，其使 HDL-C 水平的升高可达 10%。对于代谢综合征患者，在增加大的 HDL 颗粒方面，瑞舒伐他汀（10~20mg/d）比阿托伐他汀（10~20mg/d）有效，但其临床重要性不确定。

虽然阿托伐他汀是第一个被证明同时具有降低 TG 水平作用的 HMG-CoA 还原酶抑制剂，但该类其他药物也具有这种作用。任何他汀类药物降低 TG 水平的效力均与其降低 LDL-C 水平的效力（降低 LDL-C 作用强的他汀类药物降低 TG 的作用也强）和患者 TG 的基础水平（TG 的水平越高，他汀类药物使其降低的百分比越高）有关。

他汀类药物的主要作用是心血管病的一级预防和二级预防。自 1994 年斯堪的纳维亚辛伐他汀存活试验（4S 研究）结果发表 20 年以来，陆续完成的一系列他汀类药物干预试验有力证实了此类药物的疗效。这些研究显示，对于伴有或不伴有胆固醇升高的心血管高危人群，他汀类药物可有效降低动脉粥样硬化性心血管病（ASCVD）的发生率和总死亡率，因而被视为防治心血管病的核心药物。

临床上应根据患者具体情况确定个体化的他汀类药物用药剂量，在追求 LDL-C 和（或）非 -HDL-C 水平达标的前提下，需考虑安全性、耐受性和治疗费用。"中国国家糖尿病和代谢紊乱研究"表明，我国居民平均 TC 水平为 4.72mmol/L，明显低于欧美国家居民。我国大多数患者经过中等强度（可使 LDL-C 水平平均降低 30%~50%）甚至低强度（可使 LDL-C 水平平均降低 < 30%）的他汀类药物治疗即可使 LDL-C 水平达标（见表 2-4）。此外，与白种人比较，我国人群平均胆固醇水平较低，对于高强度他汀类药物治疗的耐受性较白种人差，因此 2013 年《ACC/AHA 降低成人动脉粥样硬化性心血管风险血胆固醇治疗指南》积极推荐的高强度他汀类药物治疗策略不适用于我国。在

保证 LDL-C 和（或）非 -HDL-C 水平达标的前提下，使用合理剂量的他汀类药物有助于以更合理的经济学代价获取最佳疗效与安全性平衡。

表2-4　他汀类药物治疗的剂量强度[a]

高强度 （每日剂量可降低 LDL-C ≥ 50%）[b]	中等强度 （每日剂量可降低 LDL-C 30%~50%）	低强度 （每日剂量可降低 LDL-C < 30%）
阿托伐他汀 40~80mg	阿托伐他汀 10~20mg	辛伐他汀 10mg
瑞舒伐他汀 20~40mg	瑞舒伐他汀 5~10mg	氟伐他汀 20~40mg
	辛伐他汀 20~40mg	洛伐他汀 20mg
	洛伐他汀 40mg	匹伐他汀 1mg
	普伐他汀 40~80mg	普伐他汀 10~20mg
	氟伐他汀 40mg, bid	
	氟伐他汀缓释片 80mg	
	匹伐他汀 2~4mg	

注：a，数据摘自美国脂质协会网站，临床试验中他汀类药物的疗效存在个体差异，且在临床实践中也因人而异；LDL-C 降低值为近似平均值；除非患者无法耐受，否则应首选中等强度或高强度他汀类药物治疗。

b，2013 年《ACC/AHA 降低成人动脉粥样硬化性心血管风险血胆固醇治疗指南》推荐的高强度他汀治疗（平均值 LDL-C 下降约 ≥ 50%）的剂量为：阿托伐他汀 40~80mg，瑞舒伐他汀 20~40mg

（三）药动学特征

他汀类药物在吸收、生物利用度、血浆蛋白结合率、排泄和溶解性等方面均存在差异。洛伐他汀和辛伐他汀是前药，其他他汀类药物均是以活性成分形式直接吸收。他汀类药物的吸收率在 20%~98%，除了普伐他汀、瑞舒伐他汀和匹伐他汀，其他他汀类药物均经 CYP-450 酶代谢。代表性他汀类药物的具体药动学参数、与代谢相关的酶和转运体详见表2-5 和表2-6。

表2-5　他汀类药动学参数

药物	$t_{1/2}$（h）	F（%）	蛋白结合率（%）	可溶性	代谢	活性代谢物	食物对吸收的影响	肾脏排泄率（%）
阿托伐他汀	14	14	98	脂溶性	3A4	是	无	2
氟伐他汀	0.5~2.3	19~29	> 98	脂溶性	2C9	否	可忽略	< 6
洛伐他汀	2.9	5	> 95	脂溶性	3A4	是	增加吸收	10

药物	$t_{1/2}$(h)	F(%)	蛋白结合率(%)	可溶性	代谢	活性代谢物	食物对吸收的影响	肾脏排泄率(%)
匹伐他汀	12	51	99	脂溶性	有限的 2C9，2C8	是	降低	15
普伐他汀	1.5~2	17	43~55	水溶性	—	否	降低吸收	20
瑞舒伐他汀	19	20	88	水溶性	有限的 2C9	否	无	10
辛伐他汀	2~3	5	94~98	脂溶性	3A4	是	无	13

表 2-6　他汀类药物代谢相关的酶和转运体

他汀类药物	影响代谢的转运体和酶
辛伐他汀	CYP3A4（肠道和肝脏）
洛伐他汀	OAT1B1 P-gp MDR1 BCRP
阿托伐他汀	BCRP（肠道） CYP3A4（肠道和肝脏） OAT1B1 和 OAT2B1 P-gp
瑞舒伐他汀	BCRP（肠道） CYP2C9（微量） OAT1B1 和 OAT1B3 NTCP OAT2B1
普伐他汀	BCRP（肠道） OAT1B1 和 OAT1B3 OAT2B1
氟伐他汀	BCRP（肠道） OATP1B1 OATP1B3

续表

他汀类药物	影响代谢的转运体和酶
氟伐他汀	OAT2B1
	CYP2C9
	CYP3A4
匹伐他汀	BCRP（肠道）
	MDR1
	OAT1B1 和 OAT1B3
	OAT2B1
	CYP2C9（微量）

注：BCRP, breast cancer-resistant protein（乳腺癌耐药蛋白）; CYP, cytochrome P-450（细胞色素 P-450 酶）; MDR1, multidrug-resistant protein（多药耐药相关蛋白）; OAT, organic anion transporters（有机阴离子转运体）; OATP, organic anion transporting polypeptides（有机阴离子转运多肽）; P-gp, P-glycoprotein（P- 糖蛋白）

1. 洛伐他汀　洛伐他汀以无活性的内酯形式服用,由胃肠道吸收约 30%,在肝水解为有活性的 β- 羟基酸,进一步被 CYP3A4 代谢成 6- 羟基衍生物及另外 2 种未鉴定的产物,代谢物的 $t_{1/2}$ 约 1~2 小时。洛伐他汀在其发挥作用的关键部位——肝,有显著的首关效应,只有 5% 以下的口服剂量到达体循环,给药 2~4 小时达到血浆峰浓度。95% 以上的洛伐他汀及其代谢物 β- 羟基酸与血浆蛋白结合,主要通过胆汁排泄,85% 从粪便排出,10% 从尿液排泄。每日给药可在 2~3 天达到稳态,长期治疗后停药,作用持续 4~6 周。

2. 辛伐他汀　辛伐他汀是通过对洛伐他汀进行结构改造后得到的半合成品。二者均为非活性内酯环型药物,脂溶性较强,本身无活性,需要在体内代谢成相应的开环结构后才能起效。经胃肠道吸收并水解为它的活性 β- 羟酸形式,吸收率为 60%~80%,食物不影响其吸收。辛伐他汀是 CYP3A4 的底物,在肝中进行广泛的首关效应。低于 5% 的口服剂量作为活性代谢产物到达体循环。辛伐他汀和其 β- 羟酸代谢产物中大约有 95% 与血浆蛋白结合,主要通过胆汁以代谢产物的形式经粪便排泄。β- 羟酸代谢产物的半衰期是 1.9 小时。

3. 普伐他汀　普伐他汀快速但不完全地从胃肠道吸收,在其作用的基本位点——肝脏经历广泛的首关效应,血药浓度达峰时间为 0.9~1.6 小时。普伐他汀的完全生物利用度为 17%。与食物同服时,生物利用度下降 32%,但其降脂作用不受影响。约 50% 循环药物与血浆蛋白结合,血浆清除半衰期为 1.5~2 小时。口服剂量中 70% 的未吸收药物通过胆汁从粪便排泄,约 20% 从尿液中排泄。具有中度或严重肾损伤或显著肝损伤患者,服用普伐他汀的初始剂量为每日 10mg，剂量增加应谨慎。

4. 氟伐他汀　氟伐他汀主要以钠盐的形式口服，剂量计算依据其碱，21.06mg 氟伐他汀钠相当于 20mg 氟伐他汀。氟伐他汀无须转化就具有药理活性，化学合成的氟伐他汀为消旋体，存在同等数量的强活性和弱活性对映体，前者活性是后者的 30 多倍。氟伐他汀在消化道吸收完全（98%），但存在明显的肝脏首关效应，其绝对生物利用度约为 20%~30%，和人血浆蛋白（主要是白蛋白）的结合率 ≥ 98%，由细胞色素 P-450 酶 CYP2C9 催化以及 CYP3A4 和 CYP2D6 代谢少部分之后，主要从胆汁及粪便中排泄（占 90%）。$t_{1/2}$ 约为 1.2 小时（0.5~2.3 小时）。氟伐他汀经肝脏代谢后仅有不到 6% 的药物进入尿液，因此对轻至中度肾功能不全的患者不必调整剂量。

5. 阿托伐他汀　阿托伐他汀钙是以钙盐的形式口服的，其剂量是以其主要成分来计算。10.82mg 的阿托伐他汀钙三水化合物相当于 10mg 的盐基。阿托伐他汀钙能迅速被胃肠道吸收，1~2 小时内达到最大血浆浓度。由于胃肠黏膜或肝新陈代谢的影响，其药效低至 14%。阿托伐他汀钙在 CYP3A4 作用下，代谢为活性产物。其中 98% 可与血浆蛋白结合。虽然 HMG-CoA 还原酶的抑制活性由于代谢物的影响达到 20~30 小时，但是阿托伐他汀钙在血浆中的半衰期一般是 14 小时。阿托伐他汀钙主要通过胆汁以代谢产物的形式排出体外。

6. 瑞舒伐他汀　瑞舒伐他汀以钙盐的形式口服给药，但是剂量按碱基表达，10.4mg 瑞舒伐他汀钙相当于 10mg 碱基，瑞舒伐他汀主要生物活性与其药物原形有关。经胃肠道不完全吸收，绝对生物利用度大约是 20%。口服后的血药浓度达峰时间为 5 小时，主要通过 CYP2C9 进行少量代谢，大约 88% 与血浆蛋白结合。血浆清除半衰期是 19 小时。约有 90% 的药物原形从粪便中排出，包括被吸收和没被吸收的药物，少量经尿排泄；5% 以原形经尿排出。

7. 匹伐他汀　匹伐他汀口服吸收良好，主要吸收部位是十二指肠和大肠，口服 1 小时后达血浆峰浓度，绝对生物利用度约为 51%。超过 99% 的匹伐他汀与血浆蛋白结合，只略经 CYP2C9 代谢，主要的代谢途径是葡萄糖酸化成内酯代谢物。剂量的大部分由粪便排出，只有 15% 通过尿液排出，平均血浆清除半衰期为 12 小时。

（四）药物安全性和不良反应

大多数人对他汀类药物的耐受性良好，不良反应通常较轻且短暂，包括头痛、失眠、抑郁，以及消化不良、腹泻、腹痛、恶心等消化道症状，严重的不良反应较少见。如果患者具有以下因素则增加他汀类药物不良反应的发生概率：①高龄（尤其大于 80 岁，女性多见）；②体型瘦小、虚弱；③肝、肾功能不全；④合用多种药物；⑤围术期；⑥甲状腺功能低下；⑦多系统疾病；⑧酗酒等。

1. 他汀类药物与肌损害　他汀类药物相关的肌损害可表现为：①肌痛或乏力，不伴有肌酸激酶增高；②肌炎、肌痛或乏力等肌肉症状伴有肌酸激酶增高；③横纹肌溶解，有肌痛或乏力等肌肉症状并伴有肌酸激酶显著升高（超过正常上限 10 倍）、血肌酐升高，常有尿色变深及肌红蛋白尿，可引起急性肾衰竭。他汀类药物诱发横纹肌溶解的风险概率为 0.04%~0.02%，相关肌肉症状的发生率总体为 1.5%~3.0%、老年人为 0.8%~13.2%。老年、瘦弱女性、肝肾功能异常、多种疾病并存、多种药物合用、围术期患者容易发生他汀类药物相关的肌病。部分患者服药后发生肌酶升高，虽无肌肉症状，也不能排除他汀类药物的不良反应；同时还应排除其他原因所致的肌酶升高，如创伤、剧烈运动、甲状腺疾病、感染、原发性肌病等。

2. 他汀类药物与肝酶异常　谷丙转氨酶（ALT）异常是他汀类药物最常见的不良反应，ALT 升高大于 3 倍正常上限的发生率约 0.5%~2.0%，多发生在开始用药后的 3 个月内，呈剂量依赖性。他汀类药物相关的严重肝损害较少见，FDA 进行的他汀类药物与临床严重肝细胞毒性的相关性危险评估数据显示，他汀类药物相关的严重肝损害报告率 ≤ 2/（百万患者·年）。

他汀类药物禁用于患有活动性肝病、失代偿性肝硬化及急性肝衰竭、不明原因肝酶持续升高和任何原因导致血清肝酶升高超过 3 倍正常上限的患者。对于高脂血症相关的非酒精性脂肪性肝病患者，经生活方式治疗不理想者，需使用他汀类药物治疗。慢性肝脏疾病并非他汀类药物使用的禁忌证。他汀类药物与抗肝炎病毒药物合用时可能增加不良反应，应选择不经肝脏细胞色素 P-450 酶代谢的他汀类药物。

3. 他汀类药物与新发糖尿病　他汀类药物增加新发糖尿病风险并可升高血糖，糖耐量异常者更容易发生他汀类药物相关的糖尿病。糖尿病风险与大剂量他汀类药物的使用及患者年龄相关。他汀类药物治疗使心血管病高危患者明显获益，而新增糖尿病的风险远低于其心血管获益。对代谢综合征尤其是进行强化他汀类药物治疗者应密切随访，及时发现他汀类药物导致的糖尿病。如果在他汀类药物治疗过程中确诊糖尿病，强调减轻体重，必要时服用降糖药。

4. 他汀类药物与 CKD　美国 FDA 及新药申请局（NDAs）的数据表明，他汀类药物无明显的肾毒性，不会导致 CKD，来自心肾保护研究（study of heart and renal protection, SHARP）结果显示，他汀类药物不会导致 CKD 患者肾功能恶化。使用他汀类药物可以降低 CKD（1~5 期）非透析患者的心血管事件及死亡风险，但是相对获益随着肾功能下降而降低；对于透析（5D 期）患者缺乏获益证据。由于肾功能不全患者容易发生与他汀类药物相关的不良反应，因此

对于肾功能受损 [GFR $< 60\text{ml}/(\text{min} \cdot 1.73\text{m}^2)$] 推荐使用目前临床试验已经证实安全有效的剂量，并监测肾功能、肝酶、肌酶的变化（见表 2-7）。

表 2-7 慢性肾脏病成人推荐应用的他汀类药物剂量（mg/d）

药物	慢性肾脏病 1~2 期	慢性肾脏病 3a-5 期，包括接受透析或肾移植患者
洛伐他汀	一般人群可接受的剂量	无相关研究
氟伐他汀	一般人群可接受的剂量	80[a]
阿托伐他汀	一般人群可接受的剂量	20[b]
瑞舒伐他汀	一般人群可接受的剂量	10[c]
辛伐他汀/依折麦布	一般人群可接受的剂量	20/10[d]
普伐他汀	一般人群可接受的剂量	40
辛伐他汀	一般人群可接受的剂量	40
匹伐他汀	一般人群可接受的剂量	2

注：亚洲国家慢性肾脏患者群宜应用更低剂量的他汀类药物；环孢素抑制某些他汀类药物代谢从而导致血药浓度升高：a，数据来源于 Assessment of Lescol in Renal Transplantation Trial；b，数据来源于 Die Deutsche Diabetes Dialyse Study；c，数据来源于 A Study to Evaluate the use of Rosuvastatin in Subjects on Regular Hemodialysis；An Assessment of Survival and Candiovascular Events；d，数据来源于 the Study of Heart and Renal Production Trial

5. 他汀类药物与认知功能　美国 FDA 在他汀类药物的说明书中补充"可能出现可逆性认知功能障碍的不良反应，如记忆力减退"。但美国国家脂质协会（NLA）认为应用他汀类药物的心血管病获益远超过认知功能障碍的不良反应。如患者在他汀类药物治疗过程中出现神经系统症状，应评估是否为他汀类药物的不良反应，必要时停药观察。

（五）相互作用

许多药物可与他汀类药物发生重要的相互作用，增加他汀类药物不良反应的发生风险，如果必须使用时要对他汀类做剂量限定（见表 2-8）。参与他汀类药物代谢的酶及转运蛋白的诱导剂和抑制剂的总结见表 2-9。除普伐他汀、瑞舒伐他汀和匹伐他汀，其他他汀类药物均要经肝脏 CYP 酶代谢。这些 CYP 同工酶主要在肝脏和肠道表达。普伐他汀虽不经 CYP 酶系统代谢，但经硫酸化结合反应代谢。CYP3A 同工酶是主要的代谢酶，CYP2C8、CYP2C9、CYP2C19 和 CYP2D6 也参与他汀类药物的代谢，因此这些酶的底物也会干扰他汀类药物的代谢。相反，他汀类药物治疗也会干扰经同一酶代谢的其他药物(见表 2-10)。他汀类药物与贝特类药物的联用会增加肌病发生的风险,其中吉非罗齐的风险最高,应避免吉非罗齐与他汀类药物的联用。他汀类药物与非诺贝特、苯扎贝特、环丙贝特等其他贝特类药物联用时对肌病的发生风险增加的影响相对较小。

表 2-8 他汀类药物及与其发生相互作用药物的剂量限定

他汀类药物	合用药物	限定剂量
辛伐他汀	胺碘酮	＜20mg/d
	维拉帕米、地尔硫䓬	＜10mg/d
	烟酸	烟酸＜1g/d
洛伐他汀	烟酸	烟酸＜1g/d
阿托伐他汀	HIV 蛋白酶抑制剂	＜20mg/d
	克拉霉素	＜20mg/d
	伊曲康唑	＜20mg/d
	烟酸	烟酸＜1g/d
瑞舒伐他汀	环孢素	＜5mg/d
	吉非罗齐	＜10mg/d
	HIV 蛋白酶抑制剂	＜10mg/d
	克拉霉素	＜40mg/d
	烟酸	烟酸＜1g/d

表 2-9 参与他汀类药物代谢的酶及转运的抑制剂和诱导剂

酶及转运蛋白	底物	抑制剂	诱导剂
CYP3A4	阿托伐他汀 洛伐他汀 辛伐他汀	伊曲康唑,氟康唑,红霉素,克拉霉素,三环类抗抑郁药,奈法唑酮,文拉法辛,氟伏沙明,氟西汀,舍曲林,环孢素,他克莫司,胺碘酮,达那唑,地尔硫䓬,维拉帕米,蛋白酶抑制药,咪达唑仑,皮质类固醇,葡萄柚汁,他莫昔芬	苯妥英,苯巴比妥,巴比妥类,利福平,地塞米松,环磷酰胺,卡马西平,奥美拉唑,圣约翰麦汁
CYP2C9	氟伐他汀 瑞舒伐他汀 匹伐他汀	氟康唑,胺碘酮,磺胺苯吡唑,氧雄龙,决奈达隆,华法林	利福平,苯巴比妥,苯妥英

酶及转运蛋白	底物	抑制剂	诱导剂
MDR/P-gp	阿托伐他汀 洛伐他汀 普伐他汀 辛伐他汀 匹伐他汀	利托那韦,环孢素,维拉帕米,红霉素,伊曲康唑,奎尼丁,依克立达	利福平,圣约翰麦汁
OATP1B1	所有他汀	环孢素,利福平,吉非罗齐,吉非罗齐 -O- 葡萄糖苷酸,克拉霉素,红霉素,罗红霉素,泰利霉素,茚地那韦,利托那韦,沙奎那韦	
UGT 底物	阿托伐他汀 洛伐他汀 普伐他汀 辛伐他汀	吉非罗齐,环孢素	利福平

表 2-10　所有他汀类药物与其他药物间相互作用的比较

	第一级别（严重） *不要使用*	第二级别（重要） *小心使用*	第三级别（中等） *不太可能引起药物间相互作用*	第四级别（轻微） *不会引起药物间相互作用*
辛伐他汀 / 洛伐他汀	蛋白酶抑制剂	胺碘酮	阿法替尼	巴比妥类
	博赛泼维	氨氯地平	阿瑞匹坦	卡马西平
	克拉霉素	考尼伐坦	福沙匹坦	氯吡格雷
	Cobicistat	地尔硫䓬	波生坦	奈韦拉平
	埃替格韦	决奈达隆	秋水仙碱	奥卡西平
	恩曲他滨	依法韦仑	达福普丁 / 奎奴	利福布汀
	替诺福韦	其他贝特类	普丁	利福喷丁
	环孢素	氟康唑	达托霉素	
	达那唑	葡萄汁	地高辛	
	地拉韦啶	伊马替尼	埃索美拉唑	
	红霉素	洛美他派	氟伏沙明	
	吉非罗齐	雷诺嗪	磷苯妥英	
	伊曲康唑	Simeprivir	兰索拉唑	
	奈法唑酮	替格瑞洛	烟酸,烟酰胺	
	泊沙康唑	醋竹桃霉素	奥美拉唑	

续表

	第一级别（严重） *不要使用*	第二级别（重要） *小心使用*	第三级别（中等） *不太可能引起药 物间相互作用*	第四级别（轻微） *不会引起药物 间相互作用*
辛伐他汀/ 洛伐他汀	红曲米 特拉匹韦 泰利霉素 伏立康唑	维拉帕米	泮托拉唑 苯妥英 奎宁 瑞格列奈 利福平 华法林	
阿托伐他汀	泊沙康唑 红曲米 泰利霉素 伏立康唑	博赛泼维 克拉霉素 考尼伐坦 环孢素 达芦那韦 地拉韦啶 地高辛 地尔硫䓬 红霉素 氟康唑 福沙那韦 吉非罗齐 葡萄汁 伊马替尼 伊曲康唑 洛匹那韦/利 托那韦 奈法唑酮 奈非那韦 其他贝特类 沙奎那韦 Simeprivir 特拉匹韦 替拉那韦 醋竹桃霉素 维拉帕米	胺碘酮 抗酸药 阿瑞匹坦 福沙匹坦 阿扎那韦 波生坦 秋水仙碱 考来替泊 达福普丁/奎奴 普丁 达那唑 达托霉素 依法韦仑 埃索美拉唑 磷苯妥英 茚地那韦 兰索拉唑 米非司酮 烟酸,烟酰胺 尼洛替尼 奥美拉唑 泮托拉唑 苯妥英 奎宁 雷诺嗪 利福平 华法林	巴比妥类 卡马西平 西咪替丁 氯吡格雷 咪康唑 奈韦拉平 口服避孕药 奥卡西平 吡格列酮 利福布汀 利福喷丁 螺内酯

续表

	第一级别（严重） *不要使用*	第二级别（重要） *小心使用*	第三级别（中等） *不太可能引起药 物间相互作用*	第四级别（轻微） *不会引起药物 间相互作用*
瑞舒伐他汀	红曲米	抗酸药 阿扎那韦 克拉霉素 环孢素 福沙那韦 吉非罗齐和其 他贝特类药物 洛匹那韦/利 托那韦 奈非那韦 利托那韦 沙奎那韦 Simeprivir 泰利霉素	秋水仙碱 达托霉素 达芦那韦 茚地那韦 伊曲康唑 烟酸,烟酰胺 华法林	红霉素 口服避孕药
普伐他汀	红曲米	胆汁结合树脂 克拉霉素 环孢素 达芦那韦 红霉素 吉非罗齐和其 他贝特类药物 Simeprivir 泰利霉素	博赛泼维 秋水仙碱 达托霉素 伊曲康唑 烟酸,烟酰胺 奥利司他 华法林	
氟伐他汀	红曲米	环孢素 红霉素 吉非罗齐和其 他贝特类药物 泰利霉素	胺碘酮 抗逆转录病毒蛋 白酶抑制剂 考来烯胺 西咪替丁 秋水仙碱 达托霉素 地拉韦啶 双氯芬酸钠 地高辛	氯吡格雷 厄贝沙坦 利福布汀 利福喷丁 扎鲁司特

续表

	第一级别（严重） *不要使用*	第二级别（重要） *小心使用*	第三级别（中等） *不太可能引起药 物间相互作用*	第四级别（轻微） *不会引起药物 间相互作用*
氟伐他汀	红曲米		依法韦仑 乙醇 氟康唑 氟西汀 氟伏沙明 格列本脲 伊马替尼 烟酸,烟酰胺 尼洛替尼 奥美拉唑 苯妥英 雷尼替丁 利福平 磺吡酮 磺胺类 伏立康唑 华法林	
匹伐他汀	环孢素 红曲米	阿扎那韦 达芦那韦 红霉素 福沙那韦 吉非罗齐和其 他贝特类药物 洛匹那韦/利 托那韦 利福平 利托那韦 沙奎那韦 Simeprivir（2013 年新药） 泰利霉素 替拉那韦	秋水仙碱 烟酸,烟酰胺 雷特格韦	华法林

二、贝特类药物

（一）作用机制

亦称苯氧芳酸类药物，通过激活过氧化物酶增生体活化型受体 α（PPAR-α），刺激脂蛋白脂酶、Apo A_1 和 Apo A_2 基因的表达，以及抑制 Apo C_3 基因的表达，增强脂蛋白脂酶的脂解活性，有利于去除血液循环中富含 TG 的脂蛋白，降低血浆 TG 和提高 HDL-C 水平，促进胆固醇的逆向转运，并使 LDL 亚型由小而密颗粒向大而松颗粒转变。

（二）药效学特点和临床应用

贝特类药物可降低 TG 水平 22%~43%，降低总胆固醇水平 6%~15%，并有升高 HDL-C 水平作用。其适应证为高甘油三酯血症或以 TG 升高为主的混合型高脂血症。

贝特类单药治疗临床获益的证据主要来自 4 个前瞻性的随机对照临床试验：赫尔辛基心脏研究（HHS）、美国退伍军人管理局 HDL-C 干预试验（VA-HIT）、苯扎贝特心肌梗死预防研究（BIP）、DAIS 和非诺贝特在糖尿病患者干预预防事件试验（FIELD）。这些试验的数据表明贝特类药物使非致死性心肌梗死的发生率有持续性的下降，在高 TG/ 低 HDL-C 患者中更为显著，但对其他结局参数的影响还不确定，对心血管病结果的总体功效不如他汀类药物更可靠。

贝特类药物一直广泛应用于临床，不仅能够显著降低 TG、升高 HDL-C 水平，还可中等程度降低 LDL-C 水平。然而近年来先后结束的数项随机化临床研究发现，贝特类药物虽可降低 TG 并升高 HDL-C 水平，却未能显著减少受试者主要心血管终点事件与全因死亡率。因此，不推荐首选贝特类药物用于血脂异常药物干预，除非患者 TG 水平严重升高或患者不能耐受他汀类药物治疗。当患者经过强化生活方式治疗以及他汀类药物充分治疗后 TG 水平仍不达标时，可考虑在他汀类药物治疗基础上加用非诺贝特。

（三）药动学特征

1. 苯扎贝特　苯扎贝特可通过胃肠道吸收，血浆蛋白结合率达 95%。血浆中的半衰期是 1~2 小时，大部分是从尿中排出，其中有一半以原形排出，其中有 20% 为葡萄糖苷酸。有一小部分（约 3%）出现在粪便中。使用利尿剂会使其排出增加。苯扎贝特不可透析除去，在肾损伤患者中的半衰期会延长。

2. 非诺贝特　非诺贝特餐时服用能迅速被吸收，空腹时服用吸收可能会减少，尽管吸收与剂型有关。当以能被胃肠道吸收的胆碱盐形式给药时，生物利用度不会受食物影响。非诺贝特能快速地水解成活性代谢物非诺贝酸，非诺贝酸与血浆白蛋白的结合率为 99%，血浆消除半衰期为 20 小时。非诺贝酸主要以葡萄糖醛酸结合物的形式经肾从尿排泄,也以非诺贝酸和非诺贝酸葡萄糖醛酸的形式排泄。血液透析不能去除非诺贝特。

非诺贝特能溶于水,口服时生物利用度低。食物可提高生物利用度,尤其是当脂肪含量高时,因此非诺贝特通常在进餐时服用。改变剂型,尤其是粒径的大小,已被用于提高溶解度、生物利用度、减少食物的影响。微粉制剂在一定程度上提高了生物利用度,并且可使用较低剂量,300mg 非微粉化非诺贝特相当于 200mg 的标准微粉制剂。微包被可进一步提高生物利用度,但食物的存在仍会影响吸收。纳米粒子、稳定的微粉或半固体制剂,生物利用度似乎是一致的,可以像胆碱非诺贝特一样在餐时或非餐时服用。

3. 吉非罗齐　吉非罗齐口服从胃肠道吸收迅速且完全,1~2 小时血药浓度达高峰。吸收后进入肝脏循环。血浆内 $t_{1/2}$ 为 1.5 小时。口服剂量的 50% 于 24 小时内主要与葡萄糖醛酸结合,其后由肾排出,少量随粪便排出。

(四)药物安全性和不良反应

贝特类药物总体耐受性比较好,常见不良反应有食欲缺乏、恶心和胃部不适等胃肠道症状,通常持续时间短,不需停药。胃肠功能紊乱发生率低于5%,皮疹的发生率在 2%。比较常见的不良反应有肌病、肝脏血清酶升高和胆石症。在 FIELD 研究中,与安慰剂组相比较,服用非诺贝特后发生率比较低但有意义是胰腺炎(0.8% vs. 0.5%)和肺栓塞(1.1% vs. 0.7%),没有统计学差异但有增加趋势的是深静脉栓塞的发生(1.4% vs. 1.0%),其他贝特类药物研究也有相似情况。在 FIELD 研究中,对照组发生了 1 例横纹肌溶解,非诺贝特组发生了 3 例。单药治疗情况下,贝特类药物肌病的发生率是他汀类药物的 5.5 倍,慢性肾脏疾病患者肌病的发生风险更高。

贝特类药物还会引起血清肌酐和同型半胱氨酸水平的升高。血清肌酐水平的升高是否反映了肾功能不全尚存争议,但常规监测肌酐水平还是有必要的,尤其是 2 型糖尿病患者。学者曾认为贝特类药物引起的同型半胱氨酸水平的升高与 CVD 风险关系不大,但是贝特类药物诱导的同型半胱氨酸水平的升高可以延缓 HDL-C 和 Apo A_1 的升高,使非诺贝特的实际临床获益小于预期。高同型半胱氨酸还可促进血栓的形成,这也可解释在 FEILD 研究中深静脉血栓和肺栓塞增加的趋势。

(五)相互作用

吉非罗齐通过葡萄苷酸化途径抑制他汀类药物的代谢而使他汀类药物的血药浓度升高。非诺贝特的药动学途径与吉非罗齐不同,与他汀类药物联用时肌病的发生风险相对较少。非诺贝特与口服抗凝剂合用后,增加出血的危险性(由于它们与血浆蛋白发生了置换反应),需对 INR 进行更频繁的检查和监控,在治疗期间和停药 8 天后,注意调节口服抗凝剂的剂量。

三、烟酸类药物

(一)作用机制

属 B 族维生素,当用量超过作为维生素作用的剂量时,可有明显的降脂作用。烟酸的降脂作用机制尚不明确,可能与抑制脂肪组织中的脂解和减少肝脏中 VLDL 合成和分泌有关。这种作用可能部分是由脂肪组织中激素敏感性脂酶介导的。烟酸在肝脏和脂肪组织中都有关键作用位点。在肝脏,烟酸通过抑制二酰基甘油酰基转移酶 -2(DGAT-2)减少 VLDL 的分泌,也可导致 IDL 和 LDL 的减少。烟酸通过刺激肝脏内 Apo A_1 生成而增加 HDL-C 和 Apo A_1 水平。另外,烟酸对脂肪细胞内脂解和脂肪酸活化的影响是比较明确的。

(二)药效学特点和临床应用

烟酸对血脂和脂蛋白有多重有益影响。烟酸能有效降低 TG 和 LDL-C 水平,反映了其对所有含 Apo B 蛋白的影响。烟酸能升高含 Apo A_1 脂蛋白的水平,这种效应可通过 HDL-C 和 Apo A_1 水平升高上反映出来。烟酸目前主要使用的是缓释剂型。每天服用 2g 烟酸,可以使 TG 水平降低 20%~40%,LDL-C 水平降低 15%~18%,HDL-C 水平升高 15%~35%。目前针对烟酸的随机临床试验数据较少,FATS 试验和 HATS 试验提供了其对血管造影检查的有利影响。使用他汀类药物治疗的低水平 HDL-C 患者,给予高剂量、缓释剂型烟酸,与安慰剂相比,一年后磁共振显像证实能显著降低颈动脉壁范围。由于烟酸可使 Lp(a)降低 30%,因此主要用于低 HDL-C 水平与典型的混合型高脂血症、高甘油三酯血症或家族性混合性高脂血症,也可用于胰岛素抵抗的患者(2 型糖尿病和代谢综合征)。

2013 年美国心脏病学会(ACC)大会上,备受瞩目的 HPS2-THRIVE 研究结果揭晓,这项迄今规模最大的评价烟酸对心血管高危人群疗效和安全性的研究未得到阳性结果,烟酸未能进一步降低心血管终点事件发生率,且显著增加不良事件的发生。

(三)药动学特征

目前临床上常用的为烟酸缓释片,烟酸口服后会被快速大量吸收(至少60%~76% 的给药量)。每日给药剂量为 1000mg、1500mg 和 2000mg 的烟酸稳态峰浓度为 0.6μg/ml、4.0μg/ml 和 15.5μg/ml。使用放射标记的烟酸在小鼠中进行的研究显示,烟酸及其代谢产物集中在肝脏、肾脏和脂肪组织中。由于存在大量的首关效应,烟酸的药动学特征较为复杂,具有种属及剂量 - 速率特异性。烟酸在人体中的一种代谢途径(途径 1)是通过与甘氨酸简单结合生成烟尿酸(NUA)。随后烟尿酸经尿液排泄,其中有少量可逆代谢回烟酸。有证据显示烟酸经这种途径代谢可引起潮红。另一种代谢途径（途径2）可生成烟酰胺酰嘌呤二核苷酸（NAD）。途径2代谢占优势可导致肝中毒。烟酸经途径2代谢先生成烟酰胺（NAM），烟酰胺进一步代谢为 N-甲基烟酰胺（MNA）和烟酰胺 N-氧化物（NNO）等。MNA 随后代谢为另两种化合物：N-甲基-2-吡啶酮-5-酰胺（2PY）和 N-甲基-4-吡啶酮-5-酰胺（4PY）。在人体内 2PY 的生成占主导地位，超过 4PY。在治疗高脂血症剂量下，以上代谢途径饱和，从而解释了多剂量给药后烟酸的剂量与血浆浓度之间呈非线性关系。烟酰胺无降血脂活性；其他代谢产物的活性尚不明确。烟酸和其代谢产物可经尿液快速清除。本品单剂量和多剂量给药后，约60%~76%以盐酸盐和代谢产物形式从尿液排泄。多剂量给药后约12%的烟酸以原药形式从尿液排泄，从尿液排泄的代谢产物的比例取决于给药剂量。服用烟酸后，女性体内烟酸及其代谢产物的稳态血药浓度通常高于男性，可能是代谢速率或分布容积的性别差异所致。

阿昔莫司是一种新合成的烟酸衍生物，口服吸收迅速，服药后2小时内血浆浓度达高峰，$t_{1/2}$ 为2小时。阿昔莫司主要是以原形从尿中排泄。该药的降脂作用与烟酸相同，其临床适应范围也与烟酸相似，可使 TC 水平降低25%，TG 水平降低50%，HDL-C 水平升高20%，但耐受性更好。

（四）药物安全性和不良反应

在临床实践中，皮肤反应（潮红）是烟酸及其衍生物最常见的不良反应，限制了达最大效应所需的剂量调整，其他常见不良反应有皮肤瘙痒和胃部不适，多见于服药后的前1~2周内，继续服药这些不良反应可逐渐减轻或消失。其他不良反应包括高尿酸血症、肝脏毒性、黑棘皮病。

最近，脂肪细胞中发现了特异性受体-G蛋白偶联受体（GPR 109A 和 GPR 109B），皮肤巨噬细胞中的这些受体与烟酸最常见的潮红时的痒和刺痛有关，是由花生四烯酸产生的前列腺素 D_2 引起的。拉罗匹仑是前列腺素 D_2 的选择性拮抗剂，烟酸/拉罗匹仑的复合制剂已被欧洲共同体药物评审委员会（EMEA）批准用于临床以减少烟酸的不良反应。

尽管烟酸缓释制剂比以前其他烟酸引起肝酶升高的发生率要低（<1%），但在烟酸治疗之前必须测试肝功能，第一年以内需每6~12周进行测试，并在此后定期进行测试。转氨酶持续升高至正常上限的3倍以上时，需要减少剂量或停止使用。烟酸不用于有严重肝功能损害患者。在发生严重肝毒性的情况下，包括暴发性肝坏死，缓释制剂不应被立即替换成同等剂量的速释型结晶性烟酸制剂。

烟酸应慎用于有消化性溃疡病史、急性冠脉综合征患者以及痛风、大量饮酒的患者。烟酸及其代谢物经肾脏排泄，肾功能不全患者慎用。

已经报道的烟酸不良反应还有眼部疾病，如干眼（干燥综合征）、视物模糊和眼睑肿胀，这些影响多与剂量相关，并且可以逆转。

对糖尿病患者，烟酸可能会升高血糖干扰血糖控制，联用时要调整降糖药的剂量。HPS2-THRIVE 研究中部分不良反应和以前的研究类似，但是此次研究发现了两种之前未被发现和重视的严重不良反应：出血和感染。

（五）相互作用

在接受烟酸和他汀类药物联合治疗的患者中有横纹肌溶解的个别报道。联合使用他汀类药物和本品时应谨慎权衡利弊并严格监测横纹肌溶解的症状，如肌痛、触痛或虚弱，特别是在治疗初期的几个月内及两种药物剂量的递增期。烟酸可能会增强神经阻滞药物的作用和血管活性药物的作用并引起直立性低血压。与阿司匹林合用可能降低烟酸体内代谢清除率，此项发现的临床相关性尚不明确。一项体外研究观察了考来替泊（colestipol）和考来烯胺（cholestyramine）分别与烟酸的结合力。约 98% 的烟酸可与考来替泊结合，10%~30% 可与考来烯胺结合，因此在服用胆酸结合树脂和服用本品之间应有4~6 小时或尽可能长的间隔期。酒精或热饮料的摄入可能增加潮红和瘙痒等不良反应的发生，因而在服用烟酸制剂时，应避免饮酒和热饮。含有大量烟酸或相关化合物如烟酰胺的维生素制剂或其他营养补充剂，可能增加烟酸的不良反应。烟酸可能引起血浆或尿中儿茶酚的假阳性提高。在尿糖检查中烟酸也可能引起硫酸铜试剂的假阳性反应。

四、胆酸螯合剂

（一）作用机制

胆酸是由胆固醇在肝脏内合成后释放到肠腔，其中大部分在回肠末端通过主动吸收重新返回到肝脏。胆酸螯合剂主要为碱性阴离子交换树脂，在肠道内能与胆酸呈不可逆结合，因而阻碍胆酸的肝肠循环，促进胆酸随粪便排出体外。通过阻断胆酸的肝肠循环，促进肝脏将肝细胞内的胆固醇转化为胆酸，肝细胞内的胆固醇浓度下降促使 LDL 受体合成上调及摄取循环 LDL-C，从而降低血胆固醇水平。

（二）药效学特点和临床应用

常规胆酸螯合剂考来烯胺（消胆胺）和考来替泊（降脂树脂Ⅱ号）都是胆酸结合交换树脂，新型胆酸螯合剂考来维仑也已经上市。如果给予最大日剂量考来烯胺 24g、考来替泊 20g 或考来维仑 4.5g，可以使 LDL-C 水平下降18%~25%，对 HDL-C 水平的影响未报道，常规树脂药也有可能会使患者，特别是对高 TG 水平的患者，TG 水平升高 3%~10%，考来维仑则很少升高 TG 水平。胆酸螯合树脂已经在高胆固醇血症的治疗中应用，这是因为它们在多年的应用中表现出很强的安全性,能有效地降低 LDL-C 水平,并且在冠状动脉一级预防试验中证实能够降低冠心病风险。

(三)药动学特征

胆酸螯合剂相对分子质量大,进入小肠后不被破坏和吸收。

(四)药物安全性和不良反应

考来烯胺最常见不良反应为便秘;可发生排便困难和加重痔疮症状。其他胃肠道不良反应,包括腹部不适或疼痛、胃灼热、肠胀气、恶心、呕吐与腹泻。高剂量考来烯胺可通过干扰胃肠道脂肪的吸收导致脂肪泻,因此可发生维生素 A、维生素 D、维生素 E、维生素 K 等脂溶性维生素的吸收减少。故考来烯胺长期可造成伴随维生素 K 缺乏的凝血酶原减少,加大出血倾向。由于钙和维生素 D 吸收受阻,考来烯胺有诱发骨质疏松的可能性。因使用后可能无效,考来烯胺不应用于完全胆道梗阻的患者。

考来维仑较少引起胃肠不适,这可能与其用药量较小有关。如果将树脂和非碳酸果汁饮料混在一起服用、服用时不要吞入空气(服用时使用吸管也许可以避免吞入空气)、保持饮食中足够的水分和纤维可以一定程度减少不良反应。便秘患者慎用。

(五)相互作用

考来烯胺与其他药物同时给药时,可延缓或减少其他药物的吸收,尤其是酸性药物。它可减少肝肠循环。药物吸收的延迟或减少在噻嗪类利尿药、普萘洛尔、地高辛及其糖苷、洛哌丁胺、保泰松、巴比妥类、雌激素类、孕激素、甲状腺激素类、华法林、地拉罗司及一些抗菌药中有报道。因此推荐使用其他药物应在使用考来烯胺 1 小时之前,或 4~6 小时之后。

考来维仑表现出与胆酸结合的高特异性,可以避免与阴离子药物包括华法林在内的相互结合,并可以与其他药物如他汀类药物一起服用。但其也有干扰其他药物吸收的潜在能力。

五、胆固醇吸收抑制剂

(一)作用机制

依折麦布是首个通过抑制饮食和胆汁中胆固醇的吸收但不影响脂溶性营养物质吸收的降脂药。通过抑制肠道刷状缘胆固醇的吸收(很可能是通过与 NPC1L1 蛋白的作用),依折麦布降低脂蛋白胆固醇回流到肝脏的量,由于减少胆固醇向肝脏的释放,促进肝脏 LDL 受体的合成,又加速 LDL 的代谢。

(二)药效学特点和临床应用

在临床研究中依折麦布单药治疗(10mg/d)可以使高胆固醇血症患者

LDL-C 水平降低 15%~22%，同时使 TG 降低约 5%，HDL-C 水平升高约 3.5%，和他汀类药物联用可以使 LDL-C 水平再降低 15%~20%。依折麦布起效快，2 周时到达最大效应并在整个治疗过程中保持同样的疗效。无论早上或晚间给药，其降低 LDL-C 水平的效果相同。心肾保护研究（SHARP 研究）表明，对于慢性肾病患者，联合应用辛伐他汀与依折麦布可显著降低不良心血管事件的发生率。当患者服用他汀类药物已达最大耐受剂量仍不能达到血脂的控制目标时，或对他汀类药物不能耐受以及对他汀类药物使用有禁忌证时，依折麦布可以作为二线药物使用。

（三）药动学特征

依折麦布口服迅速吸收，在小肠和肝脏发生广泛的结合反应，形成活性代谢物葡萄糖醛酸结合物，在循环系统中依折麦布主要以葡萄糖醛酸结合物的形式存在。依折麦布及葡萄糖醛酸结合物与血浆蛋白结合率均大于 90%。依折麦布主要通过胆汁从粪便排泄并且存在肝肠循环。口服药物后，依折麦布 - 葡萄糖醛酸结合物在 1~2 小时内达到平均血浆峰浓度，而依折麦布则在 4~12 小时出现平均血浆峰浓度。因依折麦布不溶于注射用水性介质中，故无法测得其绝对生物利用度，同食物（高脂或无脂饮食）一起服用并不影响其口服生物利用度。78% 原形主要从粪便排泄，大约 11% 以葡萄糖醛酸结合物的形式经肾从尿排泄。依折麦布及其葡萄糖苷酸结合物的半衰期约为 22 小时。

（四）药物安全性和不良反应

依折麦布安全性较好。最常见的不良反应有头痛、腹痛和腹泻，其他不良反应有胃肠道功能紊乱、超敏反应（包括皮疹和血管性水肿），也有报道疲劳、胸痛、关节痛。罕有肝药酶增高、肝炎、胰腺炎、血小板减少症、胆石病和胆囊炎。单独使用依折麦布或与抑制素合用可引起肌痛。疑有肌病或肌酸磷酸激酶显著增加的患者应停用依折麦布。

依折麦布常用剂量是 10mg/d，早、晚服用均可。年龄、性别或种族对依折麦布的影响不具备临床意义。中度肝功能不全或中重度肾功能不全的患者无须调整剂量。依折麦布能和任何剂量的他汀类药物联用，未有重大不良反应的报道，最常见的不良反应是肝酶中等水平的升高和肌肉疼痛。老年患者及年龄不低于 10 岁的儿童及青少年对依折麦布耐受好，不需要调整剂量，但对年龄低于 10 岁的儿童，不推荐应用该药。

（五）相互作用

临床前研究表明依折麦布无诱导细胞色素 P-450 药物代谢酶的作用。未发现依折麦布与已知的可被细胞色素 P-450（1A2、2D6、2C8、2C9、3A4）或转 N- 乙酰酶代谢的药物之间有临床意义的药动学相互作用。

同时服用抗酸药可降低依折麦布的吸收速度但并不影响其生物利用度，此吸收速率的降低无临床意义。同时服用考来烯胺可降低总依折麦布（依折麦布＋依折麦布葡萄糖苷酸）平均 AUC 约 55%，在考来烯胺基础上加用依折麦布来增强降低 LDL-C 水平的作用时，其增强效果可能会因为上述相互作用而降低。与环孢素联用，会增加依折麦布的 AUC，环孢素的 AUC 也有少量增加。与非诺贝特联合用药时，非诺贝特增加总依折麦布浓度约 1.5 倍。

六、其他调脂药

（一）ω-3 脂肪酸

ω- 脂肪酸 [二十碳五烯酸（EPA）和二十二碳六烯酸（DHA）] 是鱼油和地中海饮食的成分，过去用来降低 TG 水平。ω-3 脂肪酸在药理剂量下（＞ 2g/d）能影响血脂和脂蛋白，尤其是 VLDL 的浓度。其机制还不是很清楚，尽管部分原因可能是作用于 PPARs，降低 Apo B 分泌。

鱼油可使 TG 水平降低至 30%，但对脂蛋白的影响较轻微。ω-3 脂肪酸如果作为处方药来应用还需要更多的试验数据来证明。总 EPA 和 DHA 降低 TG 的推荐剂量是 2~4g/d。FDA 已经批准如果 TG 水平超过 5.6mmol/L（496mg/dl），ω-3 脂肪酸（处方药）可以作为补充治疗，TG 水平平均降低 30%，其获益是剂量依赖性的。尽管日本在高胆固醇血症患者中的一项研究报道可使心血管病结果下降 19%，但此数据不具有结论性，并且他们的临床疗效似乎与非含脂的效应相关。

ω-3 脂肪酸及其类似制剂的不良反应不常见，主要不良反应是胃肠道功能紊乱，尤其在高剂量是会有恶心、打嗝、呕吐、腹胀、腹泻、便秘不良反应。罕见报道有痤疮和湿疹。据报道患有高甘油三酯血症的患者肝转氨酶有轻度的增加。

ω-3 脂肪酸制剂中的成分在浓缩和纯化过程中变化很大，一些制剂含有一定量的维生素 A 和维生素 D，长期服用会引起毒性。长期服用理论上可能会引起维生素 E 缺乏，尽管很多制剂含有维生素 E 作为抗氧化剂。此外，值得注意的是一些制剂含高热量和高胆固醇物质，在服用期间应加强关注血脂水平。

ω-3 脂肪酸有抗凝血活性，有出血性疾病的患者和服用抗凝血药或其他影响凝血药物的患者应慎用。肝损伤的患者应检测肝功能，尤其在服用高剂量时。对阿司匹林敏感的哮喘患者也应小心，因为 ω-3 脂肪酸可能影响前列腺素的合成。

ω-3 脂肪酸与他汀类药物或其他降脂药合用无不良的药物相互作用，与其他药物缺乏有意义的临床相互作用,但是抗血栓效应可以增加出血倾向,尤其是在联用阿司匹林/氯吡格雷的情况下。

(二)普罗布考

普罗布考(丙丁酸)不同于其他调脂药,具有特殊的双酚结构,这是它最初作为一种抗氧化剂的分子基础,但随后发现其具有降低血浆胆固醇的作用。普罗布考是通过渗入到脂蛋白颗粒中,影响脂蛋白代谢,而产生调脂作用。普罗布考的降胆固醇作用缺乏选择性,可同时降低 LDL-C 和 HDL-C 水平。普罗布考降脂作用确切,对家族性高胆固醇血症有特效,降低 LDL-C 水平 10%~20%,长期用药可降低 TC 水平 20%~25%。

普罗布考常用剂量为 500mg,bid,饭后服用。该药很少用于儿童,因其对儿童的安全性和有效性还未充分证明。本品最常见的不良反应为胃肠道不适,腹泻的发生率大约为 10%,还有胀气、腹痛、恶心和呕吐。其他少见的不良反应有头痛、头晕、感觉异常、失眠、耳鸣、皮疹、皮肤瘙痒等。有报道发生过血管神经性水肿的过敏反应。罕见的严重不良反应有心电图 Q-T 间期延长、室性心动过速、血小板减少等。

(三)PCSK9 抑制剂

前蛋白转化酶枯草溶菌素 9(proprotein convertase subtilisin/kexin type 9,PCSK9)是一种主要产生于肝脏的丝氨酸蛋白酶,可与 LDL 受体结合并使其降解,从而减少 LDL 受体对血清 LDL-C 的清除。通过抑制 PCSK9,可阻止 LDL 受体降解,促进 LDL-C 的清除。PCSK9 抑制剂以 PCSK9 单克隆抗体发展最为迅速,其中 alirocumab、evolocumab 和 bococizumab 研究较多。

抑制 PCSK9 的单克隆抗体(PCSK9 抗体)可降低 LDL-C 水平高达 70% 且呈剂量依赖性,一项 meta 分析($n=10\ 159$)纳入了 24 项有关多种临床情况(家族性高胆固醇血症、其他高胆固醇血症、不能耐受他汀类药物的高胆固醇血症,以及强化、非强化或无他汀类药物治疗)的随机试验,发现抗 PCSK9 抗体可降低全因死亡率(OR 0.45,95%CI 0.23~0.86)、心血管死亡率(OR 0.50,95%CI 0.23~1.10)和 MI(OR 0.49,95%CI 0.26~0.93)。

欧盟医管局和美国 FDA 已批准 evolocumab 与 alirocumab 两种注射型 PCSK9 抑制剂上市,其药动学和药效学特点见表 2-11。PCSK9 抗体与游离的 PCSK9(不与其他蛋白结合)结合速度快,并且给药后 2~3 周无游离 PCSK9。当对游离 PCSK9 的抑制程度降至 75%~85% 时,血浆 LDL-C 的水平开始升高。

表 2-11 alirocumab 和 evolocumab 的药动学和药效学特点

	alirocumab	evolocumab
药动学/吸收	皮下注射 50~300mg，平均达峰时间为 3~7 天； 绝对生物利用度：85%； 300mg 每 4 周一次和 150mg 每 2 周一次用药方案的月暴露量是一致的；每 4 周 1 次用药方案中峰浓度和谷浓度的波动较大	皮下注射 140~420mg，平均达峰时间为 3~4 天； 绝对生物利用度：72% 140mg 皮下注射 3 次与 420mg 单次皮下注射等效
分布	静脉注射后分布容积为 0.04~0.05L/kg	单次静脉注射 420mg，分布容积约（3.3±0.5）L
代谢和排泄	缺乏相关研究，抗体为蛋白质，体内降解为小分子肽和氨基酸； 低浓度时主要通过可饱和的方式与 PCSK9 结合，高浓度时主要通过非饱和的蛋白水解方式； 半衰期为 17~20 天，与他汀类药物联用时半衰期为 12 天	缺乏相关研究，抗体为蛋白质，体内降解为小分子肽和氨基酸； 低浓度时主要通过可饱和的方式与 PCSK9 结合，高浓度时主要通过非饱和的蛋白水解方式； 半衰期为 11~17 天
药效学	单次皮下注射 75mg 或 150mg，4~8 小时内对游离 PCSK9 产生最大抑制作用； 当抗体浓度降至定量限以下时非结合 PCSK9 浓度回至基线水平	单次皮下注射 140mg 或 420mg，4 小时后对循环非结合 PCSK9 具有最大抑制效应； LDL-C 降低的最低值分别出现在用药后的第 14 天和 21 天（140mg 或 420mg）； 每 2 周皮下注射 140mg 与每月皮下注射一次 420mg 降低 LDL-C 的程度相同； 在为期 112 周的测定中，持续应用可以维持 LDL-C 的降低效应； 当抗体浓度降至定量限以下时非结合 PCSK9 浓度回至基线水平； 在洗脱期未出现 PCSK9 的反弹或 LDL 回至基线水平以上

第二节　血脂调节药物作用的影响因素

一、病理生理因素

（一）性别

女性绝经后雌激素水平降低，导致血脂调节异常，总胆固醇水平相对于同龄男性显著升高，冠状动脉粥样硬化性心血管病的发生率也显著增加。但女性患者对高胆固醇血症的认识率、治疗率、使用率和依从性皆低于男性，降低 LDL-C 的效果也不如男性理想。而与男性相比，女性他汀类药物应用者更容易发生他汀类药物相关性肌肉不良反应及具有较高的新发糖尿病风险。"控制糖尿病患者心血管病风险性行动"（action to control cardiovascular risk in diabetes，ACCORD）研究的亚组分析显示，联合他汀类药物治疗可能对男性有益，对女性有害。但也有观点认为，他汀类药物减少心血管事件的发生并且与胆固醇下降比例成正比，无性别差异，降低女性全因死亡率的程度与男性相似。目前仍缺乏女性患者应用他汀类药物治疗长时间的随访数据，并且没有主要以女性患者为研究对象的临床研究，故女性患者长期应用他汀类药物进行一级预防和二级预防方面仍面临着众多尚未解决的问题，有待于进一步探讨。

（二）肝功能异常

肝脏在大多数药物吸收、分布、代谢和消除过程中发挥重要作用。它不仅是机体重要的生物转化部位，同时肝脏血流量、血浆蛋白结合率、胆汁排泄等均会对药动学产生影响。首先，肝功能不全时胆汁的形成或排泄功能会发生障碍，使脂肪不能形成微粒而发生脂肪泻，脂肪泻则导致无机盐以及一些脂溶性高的药物吸收障碍。其次，慢性肝功能不全，尤其是严重肝功能不全时，一方面肝脏蛋白合成减少，另一方面血浆中内源性抑制物，如脂肪酸、尿素及胆红素等蓄积，使药物与血浆蛋白结合率降低，血浆中游离型药物显著增加。同时，游离型药物的增加又使药物的组织分布容积扩大，半衰期延长，则易导致药物在体内蓄积，出现不良反应。血脂调节药物血浆蛋白结合率很高，肝功能异常导致游离血药浓度升高，可能增加横纹肌溶解发生的风险。

再者，肝脏是多种药物代谢酶产生和发挥作用的场所，尤其是细胞色素 P-450 酶系。肝功能受损，细胞色素 P-450 酶系含量减少以及药物代谢酶活性下降，导致药物代谢能力减弱，代谢率下降，药物半衰期延长。普伐他汀可在肝脏胞浆中的转化酶作用下转化为两个无活性代谢产物，避开了细胞色素 P-450 酶，因此受肝功能变化影响较小。除普伐他汀外，他汀类药物的生物转化主要是由微粒体细胞色素同工酶完成。合并用药时，应考虑经肝脏代谢药物间的相互作用,尽量选择在不同代谢途径的药物,以避免药物疗效的降低和不良反应发生率增加。

不同肝脏疾病对血脂调节药物的作用影响差异较大。由于服用他汀类降脂药物可能引起转氨酶水平升高,他汀类药物禁用于活动性肝病、失代偿性肝硬化及急性肝衰竭、不明原因肝酶持续升高和任何原因导致血清肝酶升高超过3倍正常上限的患者。慢性肝病对血脂调节药物的药动学和药效学均有一定的影响。一方面肝功能降低后他汀类药物药动学参数将发生显著变化,例如,Child-Pugh A 型肝硬化患者服用阿托伐他汀后,其 C_{max} 和 AUC 均增加4倍;而 Child-Pugh B 型患者中阿托伐他汀 C_{max} 和 AUC 分别增加16倍和11倍。Child-Pugh A 型患者服用瑞舒伐他汀后,其 C_{max} 和 AUC 分别增加60%和5%;而 Child-Pugh B 型患者则分别增加100%和21%。在 Child-Pugh A 型患者中,游离型依折麦布平均 AUC 升高1.7倍;而在 Child-Pugh B 型患者中,总依折麦布和游离型依折麦布的平均 AUC 值分别增加3~4倍和4~5倍。另一方面,肝功能受损,肝细胞上 LDL 受体数目减少,影响他汀类药物的降脂疗效。因此,慢性肝病并非血脂调节药物使用的禁忌证,但应定期检测肝功能,进行药物剂量的调整。

最后,肝功能异常可能导致肝血流量减少,使药物清除率降低以及影响一些经胆汁排泄药物的转运。现将他汀类血脂调节药物相关参数总结如表2-12。

表2-12 常用他汀类药物相关参数

参数	洛伐他汀	辛伐他汀	普伐他汀	氟伐他汀	阿托伐他汀	瑞舒伐他汀
亲脂性($\log P$)	4.30	4.68	−0.23	3.24	4.06	0.13
血浆蛋白结合率(%)	>95	95	50	98	98	88
肝脏提取率(%)	>70	78~87	46~66	>68	>70	55~71
代谢酶 CYP	3A4	3A4	—	2C9	3A4	2C9
肾清除率(%)	10	13	20	<6	<2	10

(三)肾功能异常

肾脏是机体排泄药物及其代谢产物的重要器官,是水溶性药物体内清除的重要途径。肾功能损害是血脂调节药物不良反应发生的危险因素,特别是主要经肾脏排出的药物。他汀类血脂调节药物中除普伐他汀和瑞舒伐他汀因脂溶性低,经肾脏排泄,其余他汀类药物经肝脏和胆汁排泄。贝特类药物则主要经肾排泄。胆固醇吸收抑制剂依折麦布仅 10% 从肾脏排泄。因此,肾功能异常对不同类型的血脂调节药物作用存在差异。

不同程度肾功能异常对血脂调节药物的作用影响不同。轻中度肾功能不全 $[CLcr \geqslant 30ml/(min \cdot 1.73m^2)]$ 对他汀类药物的血药浓度和暴露量无影响,这些患者服用他汀类药物进行治疗时无须进行剂量调整。对中度肾功能不全 $[CLcr \leqslant 30ml/(min \cdot 1.73m^2)]$ 且未接受透析的患者而言,瑞舒伐他汀血浆浓度显著增加约 3 倍;总依折麦布、依折麦布葡萄糖结合物和游离依折麦布 AUC 均升高 1.5 倍;非诺贝特算暴露量增加 2.7 倍,连续服用时蓄积量也增加。因此,严重肾功能不全患者服用不同类型的血脂调节药物均需进行剂量调整。

血液透析是治疗急慢性肾功能衰竭患者肾脏替代治疗方式之一,也是药物体内过程的重要因素。除普伐他汀外,他汀类药物均与血浆蛋白高度结合,终末期肾病患者血液透析对这些药物的清除率和体内蓄积无显著影响。例如,终末期肾病的透析患者体内的瑞舒伐他汀及其代谢物的清除率经透析过程未显著变化,体内蓄积量也与健康志愿者相似,降脂效果明显,但不能明显改善心血管病引起的死亡后果。因此,服用他汀类调血脂药物的血液透析患者无须进行剂量调整。尚无血液透析对贝特类、胆固醇吸收抑制剂等药物作用影响因素的相关报道。

(四)血浆蛋白

进入血液循环的药物,一部分与血浆蛋白结合为结合型药物,一部分在血液中呈非结合的游离状态。通常只有游离型药物才能透过毛细血管向各组织分布,因此药物的血浆蛋白结合率是影响药物体内分布和药物游离浓度变化导致药效出现差异的重要因素。脂溶性强的物质易于血浆蛋白结合,所以多数他汀类、贝特类以及胆固醇吸收抑制剂血浆蛋白结合率高。各类血脂调节药物血浆蛋白结合率见表 2-12。

血浆中游离药物浓度和血浆蛋白总浓度是影响血浆蛋白结合率的重要因素。患者由于肝功能异常或消耗性疾病使体内蛋白总浓度降低,会导致血浆蛋白结合率改变。血浆蛋白结合率高的药物由于给药剂量增大或者同时服用另一种血浆蛋白结合能力更强的药物后,由于竞争作用将结合能力弱的药物置换下来,导致药物体内分布急剧变化。因此,在联合使用血脂调节药物时应关注血浆蛋白结合率对药物作用的影响,避免发生用药安全问题。例如,联合使用瑞舒伐他汀和依折麦布时,应考虑依折麦布竞争瑞舒伐他汀与血浆蛋白结合,导致血浆中游离瑞舒伐他汀浓度增高而增加横纹肌溶解发生的风险。依折麦布原形药物和依折麦布葡萄糖醛酸苷(EZ-Glu)与人体内血浆蛋白高度结合,总依折麦布的平均血浆蛋白结合率为 93.9%~94.5%,且不受重度的肾功能不全或中度的肝功能不全的影响。

二、特殊人群

(一)老年人

随着年龄增长,老年人各脏器的组织结构和生理功能逐渐出现退行性改变,从而影响机体对药物的吸收、分布、代谢和排泄。这些药动学的改变将引起药效学的变化并导致不良反应的发生。

第一,老年人胃肠蠕动减弱,胃肠及肝血流量的减少将影响药物的吸收。这将导致药物吸收速率常数和血药峰浓度下降,同时吸收半衰期和达峰时间延长,进而影响药效发挥。老年人机体组成成分发生变化,亲脂性药物分布容积(V_d)增加,半衰期延长;亲水性药物 V_d 减少。血浆蛋白结合率、组织器官的血液循环、体液 pH 以及药物与组织器官的亲和力等均有不同程度的影响。

第二,随着年龄增加,肝脏发生多方面的变化,功能性肝细胞数量减少,肝微粒体酶活性降低,肝重量减轻,肝血流量减少,这些因素将导致经肝脏代谢药物比年轻人缓慢,尤其对经 CYP 酶介导的 I 相代谢,药物消除至少降低30%。另外,在肝脏提取率较高的药物,随着年龄增加总清除率将降低。他汀类血脂调节药物主要在肝脏提取、代谢、消除,因此,老年人用药应密切关注。

第三,由于年龄因素,老年人肾血流量减少,肾小球滤过率(GFR)降低,肾小管的主动分泌和重吸收功能降低,使得经肾脏排泄的药物清除减慢。同时,老年人肌酐合成减少可能使部分肾功能不全的老年患者血肌酐水平正常,而误导临床医生肾功能正常。因此,老年人服用他汀类药物时应认真评估肾功能如(如血肌酐、肾小球滤过率),关注肾功能变化,及时调整药物剂量和种类。

基于上述原因,老年人服用血脂调节药物时药动学参数将发生显著变化。在年龄超过65岁的健康老年人中,血浆阿托伐他汀的 C_{max} 和 AUC 分别比青年人升高40%和30%,血浆总依折麦布的浓度升高2倍。在70~78岁的老年患者中,辛伐他汀平均血药浓度比18~30岁的人高约45%。在77~87岁老年人中,单剂量口服非诺贝特后其清除率为1.2L/h,与健康成年人相似(1.1L/h)。这提示肾功能正常的老年患者可给予与成年人相同剂量的贝特类调脂药,并不引起药物及其代谢物的体内蓄积。在有效性和安全性方面,不同类型调脂药在老年患者中与年轻人相似,但不能忽视某些老年患者具有高度敏感性。

(二)儿童

儿童正处在不断发育的时期,中枢神经系统、内分泌系统、肝肾等重要脏器的功能尚未发育完善,特别是新生儿肝、肾均未发育成熟,肝药酶的分泌不足或缺乏,肾功能清除较差,因此,选药不当就容易引起不良反应的发生。新生儿及婴幼儿体液含量大,脂肪含量低,使得脂溶性药物分布容积降低,血药浓度升高,导致新生儿药物中毒。新生儿血浆蛋白含量少,使得血浆蛋白结合率高的药物游离型血药浓度增加,引起药效增强或中毒。目前,在10~17岁人群中的研究结果表明,他汀类调血脂药物对青少年短期不良反应、生长发育、性发育和实验室检查结果方面无显著影响,但长期安全性尚不清楚。目前尚未在10岁以下儿童中开展他汀类、贝特类和胆固醇吸收抑制剂药动学和药效学相关研究。因此,结合儿童生理特点,应慎用他汀类、贝特类以及胆固醇吸收抑制剂。由于胆酸结合树脂不经肝脏代谢,是目前治疗儿童和青少年血脂异常的首选药物。但不可长期服用,否则引起脂肪、脂溶性维生素、叶酸吸收不良,影响儿童生长发育。

(三)妊娠及哺乳期妇女

从孕期第3个月末起,母体的生理变化开始对药物的体内过程产生影响,直到妊娠结束。对妊娠期女性进行合理用药指导,应充分了解药物经胎盘转运以及胎儿的药动学规律。

妊娠期母体的药动学变化主要表现为:①药物吸收:受雌激素、孕激素的影响,胃肠蠕动减少,排空延迟。②药物分布:由于血容量增加,血液稀释,将导致药物分布体积发生变化,使许多药物的峰浓度和稳态浓度发生变化。血浆白蛋白浓度降低,使药物与蛋白结合减少,血内游离药物增加,通过胎盘的药量增加。脂肪增加,脂溶性药物在脂肪内贮留增加。③药物代谢:激素分泌增加,孕酮和雌二醇可能通过影响肝药酶而影响药物代谢速率。此外,高激素水平使胆汁淤积,干扰药物从胆汁排除。④药物排泄:肾脏血流增加,肾小球滤过率增加,妊娠期通过肾脏消除的药物排泄速率明显加快。而妊娠期高血压疾病、妊娠期糖尿病、肾炎等肾小管重吸收率增加,导致排泄减慢,使药物容易在体内蓄积。

正常妊娠过程中血脂浓度会稳定增加,妊娠后期甘油三酯水平增加300%~400%,胆固醇增加25%~90%,分娩8周后血脂水平恢复正常。妊娠前患有家族性高脂血症及相关基因突变的患者,妊娠期间血脂水平会显著增加,这将增加脂肪瘤和急性胰腺炎发生的风险。尽管如此,由于胆固醇对胚胎的发育很重要,他汀类药物的危险性超过了对妊娠期妇女治疗的益处,而且动脉粥样硬化是一个缓慢过程,妊娠期内停用降脂药物对原发性高胆固醇血症的长期治疗基本无影响,因此,准备怀孕和已怀孕妇女应禁用他汀类血脂调节药物。胆酸结合树脂与脂溶性维生素结合,影响维生素的吸收,可能对妊娠期妇女和哺乳期婴儿均造成不良影响,禁用于妊娠期妇女。对于贝特类药物和胆固醇吸收抑制剂对妊娠期妇女及胎儿的影响，尚无相关文献报道。

绝大多数药物在哺乳期妇女给药后可经乳汁分泌，可能对胎儿造成一定的影响。目前，尚不清楚他汀类药物、贝特类药物、胆固醇吸收抑制剂和胆酸结合树脂是否经乳汁分泌。哺乳期妇女慎用调脂药物，使用前应经专业医生评估，权衡利弊做出选择。

三、遗传因素（基因多态性）

众所周知，低密度脂蛋白胆固醇（LDL-C）水平升高是冠心病（CHD）的最重要的病因。有效降低 LDL-C 水平可以阻止动脉粥样硬化进展，从而降低 CHD 的发病率及死亡率。他汀类药物通过抑制 HMG-CoA 还原酶的活性来降低 TC、LDL-C 水平，是目前最有效的降低血浆 LDL-C 水平从而降低心血管病风险的药物。总体而言，他汀类药物具有良好的安全性和耐受性。但临床应用发现对于不同个体，他汀类药物治疗的效果和不良反应存在较大差异，存在这种差异的关键因素是他汀类药物在肝脏代谢和转运的遗传特性不同。

影响他汀类药物反应异质性的候选基因主要分为两大类，一类是影响药物体内代谢过程的基因，主要为细胞色素 P-450（CYP-450）和有机阴离子转运体这两大类；另一类是影响药物效应的基因，主要为影响药物作用靶点、脂质代谢过程和冠心病发病相关基因，如载脂蛋白 E（Apo E）等。下面将针对不同类型基因对他汀类药物作用的影响进行阐述。

（一）代谢酶 CYP3A4/5 和 CYP2C9

CYP 家族是 I 相生物转化反应中最重要的组成部分，其遗传多态性是引起药物反应差异的重要遗传因素。CYP 家族有很多亚型，其中 CYP2C9、CYP3A4、CYP3A5、CYP2D6 等都参与了他汀类药物的代谢。

阿托伐他汀、洛伐他汀和辛伐他汀主要经 CYP3A4 代谢。CYP3A4 酶活性发生改变将导致这些药物代谢受影响，最终将影响其降脂效果。目前，已发现多个 CYP3A4 单核苷酸突变位点如 *1B，*18B 和 *22 等，位于第 6 内含子的 CYP3A4*22 研究最多，但该位点在亚洲人中突变频率较低。携带该等位基因的人 CYP3A4 酶活性降低，代谢减慢，降脂效果较好，但对不良反应的发生基本无影响。

瑞舒伐他汀和氟伐他汀主要经 CYP2C9 代谢。目前关于 CYP2C9 基因突变位点的研究主要集中于 *2，*3 和 *17。其中携带 *2 和（或）*3 基因型的患者 CYP2C9 酶活性将降低，而携带 *17 等位基因将式酶活性增加。研究显示，携带 CYP2C9 野生型的患者服用瑞舒伐他汀减脂效果明显但不良反应发生率也明显增加。因此，CYP2C9 基因分型可能作为瑞舒伐他汀临床个体化给药的依据。

辛伐他汀除了经由 CYP3A4 代谢，还部分经 CYP2D6 代谢。CYP2D6 等位基因缺陷患者服用辛伐他汀降低血清胆固醇的作用是野生型的 2 倍，同时不良反应发生率也更高。

最新研究显示，细胞色素 P-450 氧化还原酶（POR）基因突变将显著影响 CYP 酶的活性，进而导致经这些酶代谢的药物作用发生变化。目前，关于 POR 基因多态性对他汀类药物反应影响的研究十分有限，且结论不一致。例如有研究显示阿托伐他汀主要通过肝脏 CYP3A4 代谢，携带 POR*28 等位基因使酶活性增加，加速药物代谢，从而使阿托伐他汀降低总胆固醇和低密度脂蛋白胆固醇的疗效降低，提示携带 POR*28 患者需增加阿托伐他汀的剂量。但也有研究显示，POR*28 突变与阿托伐他汀的疗效无关。

（二）有机阴离子转运体 SLCO1B1 基因

有机阴离子转运多肽 1B1（OATP1B1）是一种表达在窦状隙基底侧肝细胞膜上的摄入型转运体，负责转运胆酸、胆红素、葡萄糖醛酸等，在肝脏清除代谢过程中起相当关键的作用。SLCO1B1 是 OATP1B1 的编码基因，其中 SLCO1B1*5 和 SLCO1B1*15 两种单体型对其转运功能的影响尤为突出。由于普伐他汀、阿托伐他汀、辛伐他汀和洛伐他汀为 OATP 的底物，因此，SLCO1B1 基因突变将对他汀类药物的反应性产生重要影响。

已有的研究显示，SLCO1B1 不同基因型患者药动学之间存在显著差异。基因型为 *5/*5 的患者服用辛伐他汀、匹伐他汀、阿托伐他汀、普伐他汀他和瑞舒伐他汀后，五种药物的 AUC 比 *1/*1 型患者分别高 221%，162%~191%，144%，57%~130% 和 62%~117%。同样地，对于携带 *5/*5 的患者，阿托伐他汀、普伐他汀和瑞舒伐他汀的血药浓度将分别增加 2.4 倍、1.9 倍和 1.7 倍。

除此之外，SLCO1B1 基因型与辛伐他汀不良反应的发生明显相关。临床药物基因组学实施联盟（clinical pharmacogenetics implementation consortium, CPIC）指南中明确指出，SLCO1B1 基因突变使辛伐他汀系统暴露量显著增加并与肌毒性发生相关，其中 *5, *15 和 *17 基因突变的作用最为明显。该指南根据 SLCO1B1 基因型将人群分为酶功能正常、中等和缺失三种类型。酶功能正常患者（TT）可采用常规剂量进行治疗；酶功能中等（TC）和缺失（CC）的患者服用辛伐他汀时应减量或者更换为瑞舒伐他汀、普伐他汀等，同时还需常规监测肌酶的变化，及时调整剂量。

（三）外排转运体 ABCB1 基因和 ABCG2 基因

P- 糖蛋白是由 ABCB1 基因编码的 ATP 结合（ABC）蛋白 B 超家族成员一，又称多药耐药蛋白，主要发挥药物的外排转运功能，分布于肝细胞、小肠上皮细胞顶膜及近端小管刷状缘。在脂溶性他汀类药物代谢及其代谢物在肝脏转运的过程中，P-糖蛋白发挥了重要作用。ABCB1基因单倍型1236T-2677T-3435T可显著降低辛伐他汀和瑞舒伐他汀的外排，从而增加他们的血药浓度，但对其他他汀类药物的代谢无明显影响。而关于ABCB1基因突变与他汀类药物疗效和安全性之间的关联尚未得到证实。

ABCG2也是一种外排转运蛋白，是ABC蛋白G超家族成员之一，又称为乳腺癌耐药蛋白（breast cancer resistance protein，BCRP），在他汀类药物的代谢中发挥重要作用。在药动学方面，ABCG2非同义替换SNP 421C > A可增加阿托伐他汀、氟伐他汀、辛伐他汀和瑞舒伐他汀的的系统暴露量。携带AA基因型的患者中，瑞舒伐他汀的系统暴露量比携带CC基因型患者增加了2倍。在药效学方面，在中国人群和高加索人群中，421C > A基因多态性对他汀类药物降低LDL-C水平的作用有更为显著的影响，并且呈现基因-剂量依赖的形式。若要达到相同降脂效果，携带野生纯合型基因患者所需的瑞舒伐他汀剂量将为携带突变纯合型基因患者的2倍。

（四）载脂蛋白Apo E

Apo E是各种脂蛋白的结构蛋白，作为配体与LDL-C、Apo E受体结合，调节脂蛋白代谢。Apo E含3种等位基因ε2、ε3和ε4，其多态性可能与他汀类药物疗效存在关联性。研究发现，在高脂血症和冠心病患者中，ε2等位基因携带者对他汀类药物降脂效果比其他基因型携带者更为明显，特别是在降低LDL-C和TC水平方面。这提示我们Apo E基因型对他汀类药物疗效可能具有一定的预测价值，也可能对他汀类药物的选择有一定的指导作用。但目前关于Apo E与他汀类药物药效相关性的研究十分有限，还需进一步研究加以验证。

综上，遗传因素是影响他汀类药物代谢、药效和安全性的重要因素，但不同类型基因发挥作用的方式不一致。因此，我们在临床应用中应根据具体情况进行综合分析，选择相关基因进行检测，以达到提高治疗效果的目的。

第三节　调脂药物研究进展

血脂异常，特别是高低密度脂蛋白胆固醇（LDL-C）血症是动脉粥样硬化的重要危险因素，与缺血性心脑血管病密切相关，严重威胁着人类健康。目前临床常用的调血脂药种类繁多，大多通过降低过高水平的血浆总胆固醇（total cholesterol，TC）、甘油三酯（triglyceride，TG）及升高过低水平的高密度脂蛋白来改善血脂的状况。进一步研发针对脂代谢的不同作用靶点、更为安全、有效的新型降脂药物是目前血脂领域的热点之一。针对进一步降低低密度脂蛋白胆固醇（LDL-C）研发的前蛋白转化酶枯草溶菌素9（PCSK9）抑制剂已获欧盟批准上市，Apo B 抑制剂和微粒体甘油三酯转移蛋白抑制剂为家族性高胆固醇血症的治疗带来新的希望。虽然在他汀类药物基础上升高高密度脂蛋白胆固醇（HDL-C）水平的药物治疗未获得减少心血管事件的预期结果，但全球仍未放弃针对胆固醇逆向转运的新药研发。本节将概述各类降脂药物的研究进展。

一、他汀类药物

（一）他汀类药物现状

1987 年，由美国 Merck 公司研发的第一个他汀类药物——洛伐他汀在美国上市，该药被誉为心血管系统疾病治疗药物史的里程碑。此后，他汀类药物在国内外得到了广泛的应用和迅速发展。目前已经开发了三代，第一代有洛伐他汀、辛伐他汀、普伐他汀；第二代有氟伐他汀；第三代有阿托伐他汀、西立伐他汀。其中西立伐他汀因为严重的肌病不良反应于 2001 年撤市停用。

血清 LDL-C 水平是心血管病风险的主要决定因素，目前针对动脉粥样硬化性心血管病的血脂管理，各类指南推荐首要目标是降低 LDL-C 水平，并且其目标值趋于更低。他汀类药物作为目前降低 LDL-C 水平的最有效、循证医学证据最为充分的药物，已广泛应用于缺血性心血管病的防治。他汀类药物的基石地位无可动摇，但是他汀类药物治疗仍存在一定的局限性，如：并非所有患者使用足量的他汀类药物均能达到指南推荐的 LDL-C 的目标水平；一些家族性高胆固醇血症患者，单用他汀类药物很难控制 LDL-C 水平在理想范围，而可以联用的其他降脂药物作用也十分有限；大剂量他汀类药物的肝损害、肌肉症状等不良反应让部分患者无法耐受或被迫停用他汀类药物治疗。对于这类人群，如何有效控制血清 LDL-C 水平、降低心血管风险，是一个非常迫切而又实际的问题。

（二）新型他汀类药物的发展

新型他汀类药物的出现，旨在增加他汀类药物的治疗作用，同时减少不良反应。目前在研的他汀类药物有 NCX6560 和 PDD10588。NCX6560 是一种阿托伐他汀的一氧化氮释放衍生物，能够增加血管舒张（一氧化氮供体）。Ⅰb 期临床研究证实，NCX6560 安全性和耐受性良好，可降低 57% 的 LDL-C 水平，而且其抗栓、抗炎及保护内皮功能的作用显著优于阿托伐他汀。动物实验研究也表明，NCX6560 能显著改善肌营养不良，理论上能改善他汀类药物的肌痛、肌炎等不良反应。PDD10588 能够增加药物的肝脏代谢，减少血浆暴露量。目前，旨在因相关肌痛而无法耐受他汀类药物治疗的患者中应用 PDD10588 的安全性和有效性的Ⅱ期临床试验正在进行，其结果值得期待。

（三）他汀类药物临床应用进展

他汀类药物是心血管病预防的基础药物。入选超过 10 000 例受试对象的临床随机试验所得到的一致性证据表明，他汀类药物能使冠心病和脑卒中的发病风险降低，且与 LDL-C 的降低程度呈比例关系。另外，研究发现他汀类药物产生的获益远大于降脂作用本身，并且观察到使用他汀类药物在其降脂作用尚未显现时即可产生获益，提示他汀类药物有独立于降脂作用以外的其他作用，称之为他汀类药物的多效性。因此，他汀类药物不仅限于治疗、预防高脂血症，还具有防治动脉硬化性疾病及其他心血管病等多方面治疗作用。

1. 防治慢性心力衰竭 他汀类药物在慢性心力衰竭防治中的作用已引起人们的关注。对 551 例左心室射血分数（LVEF）低于 40% 的慢性心力衰竭患者进行研究，结果表明，应用他汀类药物治疗可提高无须紧急心脏移植患者的生存率。在北欧辛伐他汀生存研究中，辛伐他汀治疗组因心力衰竭而死亡的发生率显著低于安慰剂组；在一个小型的心肌梗死后患者的研究中，通过 12 周的辛伐他汀治疗，LVEF 提高 60%。虽然，现有的理论推测和临床观察结果均提示，他汀类药物在慢性心力衰竭的治疗中可能是有益的，而且近年来在临床上这类药物也逐渐应用于慢性心力衰竭患者，但目前尚不明确这类患者使用他汀类药物治疗的获益是否大于可能产生的不良反应，需要进行大规模的前瞻性随机对照临床试验加以证实。

2. 防治高血压 流行病学研究证实血胆固醇水平和血压间存在正相关，其相关性表现在改变血脂水平能够影响血压。Ferrier 等在一项随机、双盲、交叉研究中发现，阿托伐他汀治疗可显著降低 TC、LDL-C 和 TG 水平，显著升高 HDL-C 水平，系统动脉顺应性显著增高，肱动脉压、平均动脉压和舒张压显著降低。StrazzulloP 等对研究他汀类药物降压作用的 20 个随机对照试验进行了荟萃分析，发现他汀类药物治疗组患者的收缩压比安慰剂组或者其他调脂药物组明显降低；且基线时血压越高，他汀类药物的降压作用越明显。另外，氟伐他汀联合非洛地平治疗老年收缩期高血压的临床试验结果表明，氟伐他汀与非洛地平联用时有助于降低脉压，是治疗老年收缩期高血压（尤其是伴高脂血症时）的重要辅助药物。

所以，对于高血压患者应常规进行血脂检查，如果患者同时有心血管病其他危险因素，即使血浆胆固醇不高，也应给予他汀类药物进行降脂治疗。

3. 防治周围动脉疾病（PAD） 他汀类药物在 PAD 中的应用远不如在冠心病中普遍，远远没有得到足够的重视。一项为期 3 年的随机双盲、安慰剂对照的前瞻性研究试验结果表明，长期应用洛伐他汀有助于消退颈动脉粥样硬化斑块。另外，研究表明辛伐他汀使颈动脉和颈总动脉粥样硬化分别显著减缓 45% 和 66%（$P < 0.01$），还可以降低 LDL 氧化程度和延缓颈动脉粥样硬化进展。

同时，临床研究也证明了普伐他汀对间歇性跛行有益。一项多中心、随机、双盲、安慰剂对照试验入选了 364 名继发于 PAD 的慢性稳定性间歇性跛行患者，结果显示 1 年后，普伐他汀组患者无痛行走的时间显著增加，且大多数外周血管事件都发生在安慰剂组。

4. 抗心律失常　以往许多大规模他汀类药物降脂治疗的临床试验已经证实他汀类药物能够降低心血管病的死亡率和心脏猝死的发生率。近年来，他汀类药物的抗心律失常作用也引起了人们的关注。对 34 项大型试验进行 meta 分析后发现，他汀类药物降脂治疗能减少总死亡率 13%，冠脉事件死亡率 16%，心血管病死亡率 13%。两个大型的研究也表明，冠心病患者使用他汀类药物能减少心律失常带来的死亡事件，提示他汀类药物可能减少致命性心律失常的发生。目前，他汀类药物在抗心律失常方面的作用机制尚不清楚，可能与其能够减轻缺血性心肌的负荷，减少缺血事件的发生，改善心梗后新生环路的通畅等作用有关。此外，还可能有直接的抗心律失常作用。

5. 保护心脏瓣膜　Rajamama 等发现他汀类药物能抑制高胆固醇症诱导的主动脉瓣膜的细胞增殖和骨基质的形成。Shavelle 等观察到，他汀类药物能够使主动脉狭窄（AS）患者主动脉瓣膜钙的聚集速率减缓 62%~63%。但是这些作用尚缺乏大规模的临床研究的直接证据。由于新近的研究支持钙化性主动脉狭窄是活动性炎症的产物的假设，即其形成过程与动脉粥样硬化有相似的病理过程，因此，从理论上推论他汀类药物对心脏瓣膜病变应该有治疗作用。

6. 降低脑卒中的风险　血清中高水平的总胆固醇及 LDL-C 和脑卒中风险相关，在缺血性脑卒中发生后使用他汀类药物可以减少风险。在 2006 年的积极降低胆固醇预防卒中再发研究中，对 4731 例服用阿托伐他汀的患者检测 LDL-C 水平，平均随访 4.9 年，结果表明，给予阿托伐他汀 80mg/d 可全面降低 16% 的脑卒中再发，5 年时间跨度的绝对风险降低 2.2%，而动脉粥样硬化的相关获益更明显。LDL-C 水平降低 50% 将使脑卒中风险降低 31%，而 LDL-C 水平低于 1.8mmol/L（70mg/dl）和脑卒中风险降低 28% 呈相关关系。在 2014 版 AHA/ASA 指南中也推荐动脉粥样硬化缺血性脑卒中患者和短暂性脑缺血发作（TIA）患者，如无冠心病（CHD），将 LDL-C 水平降低 50% 或者降至 1.8mmol/L（70mg/dl）将获得最大效益。

虽然他汀类药物可能增加颅内出血的概率，但是确实降低了脑卒中的风险。目前没有证据提示在他汀类药物治疗后，LDL-C 水平与出血风险相关。

因此,即使有可能发生颅内出血,但是正在服用他汀类药物治疗的脑卒中患者还是可以从中获益。

二、贝特类药物

(一)贝特类药物现状

1967年首个贝特类(苯氧芳酸类)药物——氯贝丁酯(clofibrate)在美国上市,该药有降低甘油三酯(TG)和极低密度脂蛋白(VLDL)水平的作用,因而其一度成为降脂治疗的首选。之后经过大规模、长期临床应用后发现其可导致严重的不良反应,特别是肝胆系统并发症,现已少用。目前,临床常用的新型贝特类药物包括吉非罗齐、非诺贝特、苯扎贝特和环丙贝特等,调血脂作用增强而不良反应减少,特别适用于以TG和低密度脂蛋白胆固醇(sdLDL-C)水平升高、高密度脂蛋白胆固醇(HDL-C)水平降低为主要特征的动脉粥样硬化患者的血脂异常症状。

但由于贝特类药物降低低密度脂蛋白胆固醇(LDL-C)水平的作用较弱而且氯贝丁酯安全性方面有不足,所以近20年来其临床地位已为他汀类药物所取代。

(二)贝特类调脂作用机制

近年来,已在分子水平上明确了贝特类药物的作用机制。这类药物是人工合成的过氧化物酶体增殖体活化受体(peroxisome proliferator-actived receptor,PPAR)激动剂,它通过激活转录因子PPAR-α,进而与另一个转录因子RXR(9-cis视黄酸受体)相结合,增加基因的转录和蛋白的表达。同时也证实,贝特类通过激活PPAR-α,从转录水平诱导脂蛋白脂酶表达,促进极低密度脂蛋白(VLDL)、乳糜微粒(CM)、中间密度脂蛋白(IDL)等富含三酰基甘油的脂蛋白颗粒中三酰基甘油成分的水解。此外,激活的PPAR-α抑制肝细胞载脂蛋白C_3(Apo C_3)基因的转录,但不影响载脂蛋白E(Apo E)的合成,从而使富含三酰基甘油的脂蛋白中Apo C_3/Apo E比率下降,促进富含三酰基甘油的脂蛋白的有效清除。不仅如此,贝特类药物还能减少肝脏中VLDL的合成与分泌,有效地降低空腹血浆三酰基甘油水平,提高血浆和肌肉组织的脂蛋白脂酶活性,从而降低餐后三酰基甘油峰值浓度和曲线下面积。

(三)贝特类临床应用进展

近年来,一些以血管造影结果为终点的研究显示,贝特类药物能够有效地逆转冠状动脉粥样硬化,此外还有一些研究提示该类药物治疗可能减少合并代谢综合征患者的病死率。

高血压病和冠状动脉硬化性心脏病(CHD)患者多伴有胰岛素抵抗(IR)、高胰岛素血症和血脂代谢异常,而贝特类药物可增加肝脏对脂肪酸的β氧化,增强脂肪酸从周围组织流入肝脏，减少脂肪酸介导胰岛素刺激的葡萄糖在骨骼肌中的分布，从而缓解胰岛素抵抗。为观察非诺贝特（200mg/d）延缓糖尿病患者动脉粥样硬化的疗效，一项设有安慰剂对照、双盲、随机的临床试验共纳入384例糖尿病患者，平均随访38个月。该项研究证实，非诺贝特治疗可延缓冠状动脉粥样硬化狭窄的进程。非诺贝特治疗组事件发生率下降，但与安慰剂组比较，无显著性差异，两组间死亡率亦无差异。

非诺贝特干预及减少糖尿病心脏事件的研究（FIELD）是为期5年的随机、对照临床试验，对受试者分别给予微粒化非诺贝特200mg/d或安慰剂治疗，观察微粒化非诺贝特能否减少糖尿病患者的CHD事件。结果表明，非诺贝特使LDL-C水平降低11%，使TG水平降低29%，但HDL-C水平仅升高5%，远低于期望值。非诺贝特使心肌梗死（MI）率显著降低24%，但主要CHD次要终点事件仅下降了11%（P=0.16），CHD总死亡率也增加19%（P=0.22），这个结果或许与非诺贝特对血脂的改变有关。FIELD研究结果还发现：只有在TC或LDL-C水平达标的前提下，贝特类药物才能产生临床益处；并且对于TG水平升高的患者，能从贝特类药物中得到更多获益。

然而，对于合并代谢综合征患者的病死率，尚需大规模随机对照临床试验来证实贝特类药物治疗能带来病死率方面的获益。

三、烟酸类药物

早在20世纪60年代，烟酸就作为调脂药物应用于临床。由于该药的不良反应较大，普通型烟酸制剂在临床应用并不十分广泛。近年来，对烟酸的剂型进行了改进，许多缓释剂型和延长释放剂问世，使烟酸的不良反应发生率明显降低。目前，烟酸与他汀类药物或贝特类药物联合应用在临床上备受关注，国外已有缓释剂型的烟酸和他汀类药物混合而成的制剂。

烟酸虽然可明显升高HDL-C水平，但多个研究结果表明，在他汀类药物治疗基础上的联合治疗并未如期带来心血管事件等主要临床终点获益。AIM-HIGH试验对比了他汀类药物联合烟酸与他汀类单药治疗对主要心血管终点事件疗效，该研究纳入3414例低HDL-C水平、高TG水平的稳定性冠心病患者，试验中期分析结果显示，他汀类药物治疗基础上加用缓释型烟酸显著升高HDL-C水平，但并不能进一步降低心血管事件风险，该项试验被提前终止。虽然对该研究的样本数量和研究设计各有评说，但2012年公布的HPS2-THRIVE研究结果再次令人失望。HPS2-THRIVE研究是迄今为止最大规模的以烟酸作为心脏保护剂的随机试验，入选25 673例心血管病高危患者，随机接受辛伐他汀或辛伐他汀加缓释烟酸和拉罗匹仑（减轻潮红作用）。平均3.9年的随访显示，联合药物治疗较单用辛伐他汀升高HDL-C水平约14%，但并未能显示出进一步减少主要联合终点(冠心病死亡、非致死性心肌梗死、卒中或血管重建术)的获益,且还有可能增加某些非致死性严重不良事件。

四、胆酸螯合剂

这类药物首先用于治疗胆汁淤积所致的严重瘙痒,20 世纪 60 年代中期开始用于治疗高胆固醇血症,并成为当时临床上主要的降脂药物,应用较为广泛。随着新一代降脂药物的出现,该类药物在降脂治疗中的地位逐渐下降。该类药物主要有考来烯胺、考来替泊以及最新上市的盐酸考来维仑。考来维仑与胆酸的亲和力更强,因此可以降低使用剂量,从而减少胃肠道的不良反应。现在许多对于胆酸螯合剂的研究一方面是倾向于增加其亲和力与对胆酸阴离子的选择性,新一代的胆酸螯合剂如含有芳基季铵活性基团的药物也许会给此类药物的应用带来新的前景;另一方面是致力于剂型改造,但这方面的突破几乎为零,药剂领域中的新技术新剂型并未在这类药物上得到应用。随着现代药学专业的极大进步,在其结构、剂型方面这类药物都值得进一步研究,以获得更好推广。

考来维仑不仅是美国国家脂质协会对于治疗杂合子家族性高脂血症(FH)的推荐用药,它还在 2008 年获得 FDA 批准用于改善 T2DM 患者的血糖控制。该药是唯一一种用药指征既包括高血糖也包括 LDL-C 高水平的药物。最早于 1994 年由 GargA 等进行的一项为期 6 周的随机双盲交叉对照试验证明,盐酸考来烯胺能够降低血糖和 HbA1c。随后 2008 年 Goldberg 等对胰岛素治疗 DM 控制不满意的患者、Fonseca 等对二甲双胍或磺脲类药物(SUs)治疗 DM 控制不满意的患者研究发现,盐酸考来维仑均可改善这些患者的血糖控制情况,同时还获得了降脂的益处。另外,一项对从未接受过糖尿病治疗的糖尿病前期患者研究发现,考来维仑可降低血糖和 HbA1c,同样也获得了降脂的益处。但是另一项研究却未能证实考来维仑对糖尿病前期有控制作用。

由 BAS 类药物不仅能够在疾病早期即可应用、低血糖风险较小,而且在疾病晚期不能使用其他药物时(如肾病时不能用二甲双胍,充血性心力衰竭时不能用噻唑烷二酮类等)也能使用,推测类似于胆酸考来维仑等药物与其他抗糖尿病药的联合应用会越来越多。

五、胆固醇吸收抑制剂

第一个胆固醇吸收抑制剂依折麦布于 2002 年经美国 FDA 批准上市,它与已经在临床使用的其他调脂药有着完全不同的作用机制,为临床治疗高脂血症提供了一个新的选择。该药由德国 Merck 公司研发,初步研究显示,该药能使肠道对胆固醇的吸收减少50%以上，但不影响TG和脂溶性维生素AD的吸收。因其几乎不经过细胞色素P-450酶系代谢，所以很少与其他药物产生相互影响。

依折麦布能降低血脂水平，但其在心血管方面的获益尚未明确。既往的ENHANCE试验因依折麦布联合辛伐他汀未能延缓动脉粥样硬化进展而中断，但仍然有2%的人群因继续使用该药物而从中获益。SEAS试验对主动脉瓣瓣膜狭窄的患者，给予辛伐他汀/依折麦布联合药物治疗，研究结果提示辛伐他汀/依折麦布联合治疗虽然未能明显减少主动脉瓣狭窄和缺血性事件的发生率，但却降低了缺血性心血管事件的发生率。一项基于欧洲及北美人群的大型试验IMPROVE-IT试验对依折麦布的心血管获益观察有了新的结果，该试验主要评估为期5年的18 144例急性冠脉综合征合并LDL-C水平升高的患者使用依折麦布/辛伐他汀治疗后的LDL-C水平与相应的心血管终点事件发生率。试验结果提示使用依折麦布/辛伐他汀能更明显的降低LDL-C的水平，同时其与单独使用辛伐他汀的心血管获益程度是相似的。

已有很多国外试验证实他汀类药物联合依折麦布治疗高脂血症是有效而安全的。加拿大和欧洲一项基于65岁以上人群的研究表明阿托伐他汀/依折麦布比单用阿托伐他汀更能使LDL-C、HDL-C、Apo B水平达到目标值，且具有较好的耐受性。GRAVITY研究也证实小剂量他汀类药物联合依折麦布比单独使用大剂量他汀类药物能获得更大的降脂疗效，同时降低了他汀类药物的不良反应的风险。国外一项集合了17项试验、入组8667例受试者的荟萃分析提示，他汀类药物联合依折麦布比单独使用他汀类药物更有效而安全，耐受性良好。国内外均有研究显示他汀类药物联合依折麦布在肝肾功能异常的患者中有较好的疗效及安全性。

但上述结果尚需要更多高质量、大样本随机对照试验进一步证实。美国心脏病学会（ACC）则建议：如果能耐受，首先使用他汀类药物加上已在临床显示能获益的药物如烟酸类药物、贝特类药物、胆酸螯合剂，使LDL-C和HDL-C水平达到目标值；其次，如果已经使用上面提到的药物仍然未能达标者，可考虑使用依折麦布。

六、新型调脂药物

（一）胆固醇酯转运蛋白抑制剂

胆固醇酯转运蛋白（cholesterol ester transfer protein，CETP）抑制剂可阻断胆固醇从HDL转移至VLDL/LDL，可能具有抗动脉粥样硬化、降低心血管病风险作用，近10年来被寄予厚望。然而，2006年首个CETP抑制剂托切普（torcetrapib）在ILLUMINATE研究中因增加患者的死亡风险与心脏问题被停止研发。2012年,第二代CETP抑制剂dalcetrapib在急性冠状动脉综合征患者中的Ⅲ期临床研究(dal-OUTCOMES研究)中,尽管升高HDL-C水平接近30%,但没有明显减少心血管不良事件,也停止研发。另外两个CETP抑制剂的Ⅲ期临床研究还在继续,一个是在DEFINE研究中有着不俗表现的anacetrapib,DEFINE研究表明,anacetrapib在服用一种他汀类药物的冠心病患者中能够降低LDL-C水平达36%,增加HDL-C水平达138%。进行中的REVEAL研究将揭示anacetrapib在稳定性冠心病患者中与阿托伐他汀联用对心血管事件的作用。另一个是evacetrapib,它在服用他汀类药物的患者中也表现出相似的作用,降低LDL-C水平高达52%,增加HDL-C水平达129%。进展中的ACCELERATE研究将针对evacetrapib在急性冠状动脉综合征、非冠心病或糖尿病合并冠心病患者心血管事件的保护作用进行深入研究,结果值得期待。由于至今在他汀类药物基础上以HDL-C为靶向治疗的研究未获临床心血管事件的有益结果,近期各类最新血脂异常防治指南尚未将升HDL-C作为现今药物干预靶点。

(二)前蛋白转化酶枯草溶菌素9抑制剂

前蛋白转化酶枯草溶菌素9(proprotein convertase subtilisin/kexin type 9,PCSK9)是一类新发现的调节LDL受体表达的血清蛋白,目前已经成为新的调节血脂药物作用靶点。PCSK9在肝脏和小肠内合成,可在肝细胞表面与LDL受体结合,在溶酶体内降解LDL受体,从而影响LDL分解代谢,致使血LDL-C水平升高。有研究表明,他汀类药物治疗使血浆PCSK9水平升高,当PCSK9产生速度超过血浆内PCSK9的清除时,在他汀类药物基础上联用PCSK9抑制剂更有利于清除循环内的PCSK9,其降脂效果更为明显,这一研究结果为PCSK9抑制剂与他汀类药物的联用提供了良好的理论和临床基础。

近年来有关PCSK9抑制剂的研究进展较快,其中人源性PCSK9单克隆抗体alirocumab、bococizumab和evolocumab已分别完成Ⅱ期临床试验,其强效降低LDL-C水平可达60%以上,并初步证实其安全性。之后alirocumab、evolocumab和bococizumab进入了国际多中心Ⅲ期临床试验,其部分结果已经在2014年美国心脏病学会(ACC)年会上发布。在2015年7月,evolocumab获得了欧盟批准上市,成为全球首个新一代PCSK9抑制剂类降脂药。接着alirocumab也获得了FDA批准,成为美国市场中首个新一代PCSK9抑制剂类降脂药。在欧洲,欧盟医药管理局(EMA)及下属医药产品委员会(CHMP)支持这两个药物用于他汀类药物耐受和不耐受的患者群体;而在美国,FDA及其委员会仅支持用于他汀类药物耐受的患者群体。

2017年,ACC年会上公布了"在危险性增加的患者中PCSK9抑制剂evolocumab进一步心血管预后研究试验(FOURIER)"的结果。该研究为国际多中心Ⅲ期、随机双盲、安慰剂平行对照试验。入选接受优化他汀类药物治疗（至少20mg阿托伐他汀或等强度的其他他汀类药物）的心血管病患者27 564例，随机分配到evolocumab组（140mg/2w或420mg/m）或安慰剂组。研究持续到至少1630例患者发生主要二级终点事件（心血管死亡、非致死性心梗、非致死性卒中），中位随访时间26个月。研究旨在评价在优化他汀类药物治疗的基础上，PCSK9抑制剂能否进一步降低心血管事件。研究结果表明LDL-C水平降幅高达59%[LDL-C水平的绝对降幅达1.45mmol/L（56mg/dl）]，且持续整个试验全程，平均降低至0.78mmol/L（30mg/dl）。主要复合终点（心血管死亡、非致死性心梗、非致死性卒中、因不稳定型心绞痛住院、冠脉血运重建）降低15%；关键性二级终点（心血管死亡、非致死性心梗、非致死性卒中）降低20%，均达到统计学显著性差异。不过单就心血管死亡、全因死亡而言，治疗收益不具有显著性。研究未发现增加新发糖尿病及认知功能障碍风险。

同期公布的还有SPIRE-1、SPIRE-2两项国际多中心Ⅲ期、随机双盲、安慰剂平行对照研究（studies of PCSK9 inhibition and the reduction of vascular events）。两项试验总共入选27 438例接受他汀类药物治疗的心血管病患者[SPIRE-1：LDL ≥ 1.8mmol/L（70mg/dl）；SPIRE-2：LDL ≥ 2.6mmol/L（100mg/dl）]，中位随访时间10个月。研究结果显示主要复合终点（心血管死亡、非致死性心梗、非致死性卒中、因不稳定型心绞痛住院）：HRSPIRE-1 0.99（P= 0.94）；HRSPIRE-2 0.79（P = 0.021）；HRSPIRE-1and -2 0.88（P= 0.08）；二级终点（心血管死亡、非致死性心梗、非致死性卒中）：HRSPIRE-1 1.03（P = 0.78）；HRSPIRE-2 0.74（P = 0.007）；HRSPIRE-1and -2 0.87（P = 0.08）。试验组注射部位不良反应多于对照组（10.4% vs. 1.3%，$P < 0.001$）。期待未来有更多的研究来揭示该类药物长期治疗对临床心血管终点事件的影响，以及长期应用的安全性和有效性。

（三）微粒体甘油三酯转移蛋白抑制剂

2012年，微粒体甘油三酯转移蛋白（microsomal triglyceride transfer protein，MTP）抑制剂洛美他派（lomitapide）经美国FDA批准上市，用于治疗纯合子家族性高胆固醇血症（HoFH）。MTP存在于肝细胞和小肠细胞微粒体内，在富含甘油三酯（TG）的脂蛋白的正常组装、分泌过程中起重要作用。研究表明，MTP抑制剂能阻止肠上皮细胞和肝细胞内Apo B的组装和分泌，抑制乳糜微粒和VLDL的合成，从而使血浆LDL-C水平降低70%~80%，TG水平降低30%~40%。研究显示，低剂量洛美他派能够有效地降低HoFH患者的脂质水平，当患者服用洛美他派逐渐增大剂量到最大耐受量（60mg/d）时，LDL-C水平在原有治疗水平上可进一步降低44%。另外，使用洛美他派并结合其他措施，如控制饮食，或者与阿托伐他汀、依折麦布或非诺贝特等调脂药物联用，可达到很好的临床治疗效果。

（四）载脂蛋白 B 合成抑制剂

2012 年，Apo B 合成抑制剂 mipomerson（Kynamro）获美国 FDA 批准用于 HoFH 患者的降脂药物。Apo B 是所有致动脉粥样硬化样脂蛋白（如 VLDL、IDL、LDL）的主要组成成分，是血浆中致动脉粥样硬化样危险因素的良好估测指标。米泊美生（mipomerson）是 Apo B 的反义寡核苷酸序列，能够抑制肝脏 Apo B_{100} 的产生，从而减少血中 Apo B 的含量。研究提示，米泊美生在他汀类药物基础上仍可进一步降低 LDL-C 水平，并改善血脂谱，达到了良好的降脂效果。对纯合子 HoFH 患者的大规模Ⅲ期临床研究显示，米泊美生能显著降低血清 LDL-C 水平 24.7%，并进一步降低所有测定的致动脉粥样硬化脂蛋白颗粒。但其显著的不良反应如流感样反应、注射部位反应，特别是肝功的变化使其很难用于降脂的一线治疗，目前只能作为应用他汀类和其他类药物无法使 LDL-C 水平达标的补充治疗选择之一。如何克服和尽量减少此类药物的不良反应，提高患者对其的耐受性，是未来研究迫切需要解决的问题。

（五）酰基辅酶 A- 胆固醇酯酰基转移酶抑制剂

酰基辅酶 A- 胆固醇酰基转移酶（acylcoenzyme A-cholesterol acyltransferase，ACAT）是细胞内唯一催化游离胆固醇与长链脂肪酸连接形成胆固醇酯的酶，在生物体内胆固醇代谢过程中起着重要的作用。近来发现 ACAT 在病理条件下与动脉粥样硬化的形成和发展关系密切，从而使 ACAT 抑制剂成为抗早期高脂血症、动脉粥样硬化（atherosclerosis，AS）药物的研究热点。尽管从 20 世纪 80 年代以来，从微生物中分离或人工合成了许多体外活性很强的 ACAT 抑制剂，但大部分抑制剂在临床试验时无效或疗效甚微，加之许多抑制剂有肾上腺毒性、细胞毒性以及水溶性和生物利用度不好等问题，始终限制了它们的开发。

近年来研发的 ACAT 抑制剂有：CL-277082、lecimibide、pactimibe、阿伐麦布（avasimibe）、eflucimibe 等。其中，阿伐麦布是由辉瑞公司开发的，用于治疗 AS。体内外试验结果表明，阿伐麦布可降低血浆脂蛋白密度，现已完成Ⅲ期临床研究。CL-277082、lecimibide 目前处于Ⅰ期临床试验阶段，pactimibe 和 eflucimibe 处于Ⅱ期临床试验阶段。另外，有报道显示 ACAT 抑制剂和抗氧化药物合用可显著减少氧化应激造成的泡沫细胞凋亡、坏死、过度蓄积胆固醇酯，有可能为 AS 提供新的治疗途径。近年来对新型 ACAT 抑制剂可减少 AS 斑块尺寸，以及可减少脑淀粉样蛋白生成的相关报道，也为这些化合物的研究和开发指明了新的思路和策略。

（上海交通大学医学院附属瑞金医院　张伟霞　杨婉花；华中科技大学同济医学院附属协和医院　周　红　方　凯　游如旭　韩　勇）

参 考 文 献

1. JONES PH, DAVIDSON MH, STEIN EA, *et al*. Comparison of the efficacy and safety of rosuvastatin versus atorvastatin, simvastatin, and pravastatin across doses. Am J Cardiol, 2003, 92(2): 152-160.

2. ROSENSON RS, OTVOS JD, HSIA J. Effects of rosuvastatin and atorvastatin on LDL and HDL particle concentrations in patients with metabolic syndrome: a randomized, double-blind, controlled study. Diabetes Care, 2009, 32(6): 1087-1091.

3. Scandinavian simvastatin survival study group. Randomised trial of cholesterol lowering in 4444 patients with coronary heart disease: the Scandinavian Simvastatin Survival Study(4S)Lancet, 1994, 344(8934): 1383-1389.

4. TONELLI M, WANNER C. Kidney Disease: Improving Global Outcomes Lipid Guideline Development Work Group Members. Lipid management in chronic kidney disease: synopsis of the Kidney Disease: Improving Global Outcomes 2013 clinical practice guideline. Ann Intern Med, 2014, 160(3): 182.

5. KELLICK KA, BOTTORFF M, TOTH PP, The National Lipid Association's Safety Task Force. A clinician's guide to statin drug-drug interactions. J Clin Lipidol, 2014, 8(3 Suppl): S30-46.

6. BROWN BG, ZHAO XQ. Nicotinic acid, alone and in combinations, for reduction of cardiovascular risk. Am J Cardiol, 2008, 101(8A): 58B-62B.

7. HPS2-THRIVE Collaborative Group, LANDRAY MJ, HAYNES R, *et al*. Effects of extended-release niacin with laropiprant in high-risk patients. N Engl J Med, 2014, 371(3): 203-212.

8. NAVARESE EP, KOLODZIEJCZAK M, SCHULZE V, *et al*. Effects of Proprotein Convertase Subtilisin/Kexin Type 9 Antibodies in Adults With Hypercholesterolemia: A Systematic Review and Meta-analysis. Ann Intern Med, 2015, 163(1): 40-51.

9. VIRANI SS, WOODARD LD, RAMSEY DJ, *et al*. Gender disparities in evidence-based statin therapy in patients with cardiovascular disease. Am J Cardiol, 2015, 115(1): 21-26.

10. 杨爽,李碧澄,王妍,等. 特殊人群的他汀类药物应用. 中国急救医学, 2016, 36(7): 661-666.

11. 血脂异常老年人使用他汀类药物中国专家共识组. 血脂异常老年人使用他汀类药物中国专家共识. 中华内科学杂志, 2015, 54(5): 467-477.

12. ZAREK J, KOREN G. The fetal safety of statins: a systematic review and meta-analysis. J Obstet Gynaecol Can, 2014, 36(6): 506-509.

13. LIN J, ZHANG Y, ZHOU H, *et al*. CYP2C9 Genetic Polymorphism is a Potential Predictive Marker for the Efficacy of Rosuvastatin Therapy. Clin Lab, 2015, 61(9): 1317-1324.

14. DROGARI E, RAGIA G, MOLLAKI V, et al. POR*28 SNP is associated with lipid response to atorvastatin in children and adolescents with familial hypercholesterolemia. Pharmacogenomics, 2014, 15(16): 1963-1972.

15. RAMSEY LB, JOHNSON SG, CAUDLE KE, et al. The Clinical Pharmacogenetics Implementation Consortium Guideline for SLCO1B1 and Simvastatin-Induced Myopathy: 2014 Update. Clin Pharmacol Ther, 2014, 96(4): 423-428.

16. LEE HK, HU M, LUI SSH, et al. Effects of polymorphisms in ABCG2, SLCO1B1, SLC10A1 and CYP2C9/19 on plasma concentrations of rosuvastatin and lipid response in Chinese patients. Pharmacogenomics, 2013, 14(11): 1283-1294.

17. ROTH EM, MCKENNEY JM, HANOTIN C, et al. Atorvastatin with or without an antibody to PCSK9 in primary hypercholesterolemia. N Engl J Med, 2012, 367(20): 1891-1900.

18. PERRY CM. Lomitapide: a review of its use in adults with homozygous familial hypercholesterolemia. Am J Cardiovasc Drugs, 2013, 13(4): 285-296.

第三章　高脂血症调脂治疗药学监护

第一节　成人高脂血症调脂治疗药学监护

一、疾病简介

高脂血症也称血脂异常,是指血脂代谢发生紊乱、脂肪代谢或转运异常,血浆中一种或几种脂质水平异常,包括血浆 TC、TG、LDL 等水平过高或 HDL 水平过低。高脂血症的直接损害是加速全身动脉粥样硬化,也是导致高血压、糖耐量异常、糖尿病的一个重要危险因素,还可导致脂肪肝、肝硬化、胆石症、胰腺炎、眼底出血乃至失明、周围血管病变、高尿酸血症。血脂异常的主要危害是增加动脉粥样硬化性心血管病(atherosclerotic cardiovascular disease, ASCVD)的发病危险。因此,为了及时发现和检出血脂异常,建议 20~40 岁成年人至少每 5 年测量 1 次空腹血脂,包括 TC、LDL-C、HDL-C 和 TG 测定;建议 40 岁以上男性和绝经期后女性应每年均进行血脂检查。

按照不同分类方法,成人高脂血症可分为以下 3 种:

1. 继发性或原发性分类　按有无原发疾病分为原发性和继发性高脂血症。继发性高脂血症是指由于全身系统性疾病所引起的血脂异常。可引起血脂升高的系统性疾病主要有糖尿病、肾病综合征、甲状腺功能减退症,还可见于其他疾病如肝脏疾病、系统性红斑狼疮、糖原贮积病、骨髓瘤、脂肪萎缩症、急性卟啉病、多囊卵巢综合征等。此外,某些药物如利尿剂、β 受体拮抗剂、糖皮质激素等也可能引起继发性血脂升高。在排除了继发性高脂血症后,即可诊断为原发性高脂血症。已知部分原发性高脂血症是由于先天性基因缺陷所致,例如 LDL 受体基因缺陷引起家族性高胆固醇血症等;而另一部分原发性高脂血症的病因目前还不清楚。继发性高脂血症将在后面各章讨论,本章主要针对原发性高脂血症。

2. 表型分型法　世界卫生组织(WHO)制定了高脂蛋白血症分型,共分为 6 型、Ⅰ型、Ⅱa 型、Ⅱb 型、Ⅲ型、Ⅳ型和 Ⅴ型。这种分型方法对指导临床上诊断和治疗高脂血症有很大的帮助,但也存在不足之处,其最明显的缺点是过于繁杂。从实用角度出发,血脂异常可进行简易的临床分型,根据血清总胆固醇、甘油三酯和高密度脂蛋白 - 胆固醇的测定结果，通常将高脂血症分为以下四种类型：高胆固醇血症、高甘油三酯血症、混合型高脂血症、低高密度脂蛋白血症。具体分型表见第二章。

3. 基因分型法　随着分子生物学的迅速发展，人们对高脂血症的认识已逐步深入到基因水平。已发现有相当一部分高脂血症患者存在单一或多个遗传基因的缺陷。由于基因缺陷所致的高脂血症多具有家族聚积性，有明显的遗传倾向，故临床上通常称为家族性高脂血症。家族性高胆固醇血症（familial hypercholesterolaemia，FH）是最常见的一种常染色体显性遗传缺失，FH 分纯合子家族性高胆固醇血症和杂合子家族性高胆固醇血症。纯合子 FH 发病较早，在儿童期（10 岁以前）即可发病，如果不治疗，多数患者 LDL-C 水平明显增高并于 20 岁之前进展为动脉粥样硬化，一般存活不过 30 岁。杂合子 FH 发病率较高，约 1/500，与早发动脉粥样硬化性心血管病显著相关。家族性高脂血症的具体分型见第二章。

二、调脂药物治疗原则和方案

（一）调脂药物治疗原则

无论患者心血管危险水平如何，无论是对于高胆固醇血症，还是高甘油三酯血症，不管是否进行药物治疗，生活方式的转变都必须贯穿整个治疗过程。部分患者在生活方式干预的基础上仍需降脂药物治疗。

1. 高胆固醇血症治疗　以 LDL-C 水平增高为主要表现的高胆固醇血症是动脉粥样硬化性心血管病（ASCVD，包括冠心病、缺血性卒中以及外周动脉疾病）最重要的危险因素。鉴于降低 LDL-C 水平可显著减少 ASCVD 事件风险，因此在降脂治疗中，应将 LDL-C 作为主要干预靶点。同时，近年来日渐增多的证据显示，极低密度脂蛋白（VLDL）与 ASCVD 的发病风险也密切相关，因而 VLDL-C 成为降胆固醇治疗的另一个可能目标。LDL-C 与 VLDL-C 统称为非 -HDL-C，二者包括所有致动脉粥样硬化性脂蛋白中的胆固醇，因此非 -HDL-C 可作为 LDL-C 的替代指标。临床上，非 -HDL-C 数值由 TC 减去 HDL-C 而获得。

2013 年《ACC/AHA 降低成人动脉粥样硬化性心血管风险血胆固醇治疗指南》放弃了治疗目标值的概念，推荐他汀类药物起始治疗强度为中高强度，并不推荐特定 LDL-C 目标值，低强度他汀类药物治疗仅推荐用于不良事件高危患者（例如老年人、多合并症患者和服用多种药物患者）。2015 年美国国家脂质协会（NLA）提出将非 -HDL-C 与 LDL-C 水平一起共同为一级血脂管理目标。2016 年 ACC 更新的专家共识恢复了降胆固醇目标，即 ASCVD 患者的 LDL-C 水平降幅大于 50% 或者 LDL-C 水平低于 1.8 mmol/L

（70mg/dl）。

2014年"中国胆固醇教育计划血脂异常防治"专家组建议，对ASCVD及糖尿病＋高血压或其他危险因素的人群要求LDL-C水平降至1.8mmol/L以下，和2014年美国国家脂质协会（NLA）推荐的目标一致。"中国胆固醇教育计划血脂异常防治"专家组对ASCVD一级预防与二级预防降胆固醇治疗的目标值建议见表3-1。若LDL-C水平高于4.9mmol/L且无其他危险因素，建议将LDL-C水平降低50%作为其目标值。

表3-1 ASCVD一级预防与二级预防降胆固醇治疗的目标值

临床疾患和（或）危险因素	目标LDL-C（mmol/L）
ASCVD	＜1.8
糖尿病＋高血压或其他危险因素[a]	＜1.8
糖尿病	＜2.6
慢性肾病（3期或4期）	＜2.6
高血压+1项其他危险因素[a]	＜2.6
高血压或3项其他危险因素[a]	＜3.4

注：a，其他危险因素包括：年龄（男≥45岁，女≥55岁），吸烟，高密度脂蛋白胆固醇＜1.04mmol/L，体质指数≥28kg/m²，早发缺血性心血管病家族史

《中国成人血脂异常防治指南（2016年修订版）》指出应根据ASCVD的不同危险程度，确定调脂治疗需要达到的胆固醇基本目标值。已诊断ASCVD者直接列为极高危人群；符合如下条件之一者直接列为高危人群：① LDL-C水平不低于4.9mmol/L（190mg/dl）；② LDL-C水平介于1.8mmol/L（70mg/dl）和4.9mmol/L（190mg/dl）之间，且年龄在40岁及以上的糖尿病患者。不具有以上3种情况的个体，在考虑是否需要调脂治疗时，应按照图3-1的流程进行未来10年间ASCVD总体发病危险的评估。

《中国成人血脂异常防治指南（2016年修订版）》将降低LDL-C水平作为防控ASCVD危险的首要干预靶点，非-HDL-C可作为次要干预靶点。调脂治疗目标值：极高危者LDL-C＜1.8mmol/L；高危者LDL-C＜2.6mmol/L；中危和低危者LDL-C＜3.4mmol/L。LDL-C基线值较高不能达目标值者，LDL-C水平至少降低50%。极高危患者LDL-C基线在目标值以内者，LDL-C水平仍应降低30%左右。

危险因素个数*	血清胆固醇水平分层（mmol/L）		
	3.1 ≤ TC < 4.1（或）1.8 ≤ LDL-C < 2.6	4.1 ≤ TC < 5.2（或）2.6 ≤ LDL-C < 3.4	5.2 ≤ TC < 7.2（或）3.4 ≤ LDL-C < 4.9
无高血压　0~1个	低危（< 5%）	低危（< 5%）	低危（< 5%）
2个	低危（< 5%）	低危（< 5%）	中危（5%~9%）
3个	低危（< 5%）	中危（5%~9%）	中危（5%~9%）
有高血压　0个	低危（< 5%）	低危（< 5%）	低危（< 5%）
1个	低危（< 5%）	中危（5%~9%）	中危（5%~9%）
2个	中危（5%~9%）	高危（≥ 10%）	高危（≥ 10%）
3个	高危（≥ 10%）	高危（≥ 10%）	高危（≥ 10%）

ASCVD10年发病危险为中危且年龄小于55岁者，评估余生危险

具有以下任意2项及以上危险因素者，定义为高危：

◎ 收缩压 ≥ 160mmHg 或舒张压 ≥ 100mmHg　　　◎ BMI ≥ 28kg/m²

◎ 非 -HDL-C ≥ 5.2mmol/L（200mg/dl）　　　　◎ 吸烟

◎ HDL-C < 1.0mmol/L（40mg/dl）

注：危险因素*：包括吸烟、低水平 HDL-C 及男性 ≥ 45 岁或女性 ≥ 55 岁

图 3-1　ASCVD 危险评估流程图

无论患者心血管危险水平如何，均应进行生活方式治疗指导。部分患者在生活方式干预的基础上需进行降胆固醇药物治疗。

（1）生活方式干预方案：①控制饮食中胆固醇的摄入。饮食中胆固醇摄入量低于 200mg/d，饱和脂肪酸摄入量不超过总热量的 10%，反式脂肪酸不超过总热量的 1%。增加蔬菜、水果、粗纤维食物、富含 ω-3 脂肪酸的鱼类的摄入。食盐摄入量低于 6g/d。限制饮酒（酒精摄入量男性低于 25g/d，女性低于 15g/d）。②增加体力运动。每日坚持 30~60 分钟的中等强度有氧运动，每周至少 5 天。需要减重者还应继续增加每周运动时间。③维持理想体质。通过控制饮食总热量摄入以及增加运动量，将体质指数维持在低于 25kg/m²。超重或肥胖者减重的初步目标为体质较基线降低 10%。④控制其他危险因素。对于吸烟的患者，戒烟有助于降低 ASCVD 危险水平。

（2）降胆固醇药物治疗：他汀类药物具有最充分的随机化临床研究（RCT）证据，是被 RCT 证实可显著改善患者预后的调脂药物。临床上应根据患者具体情况确定个体化的他汀类药物用药剂量，在追求 LDL-C 和（或）非 -HDL-C 水平达标的前提下，需考虑安全性、耐受性和治疗费用。与白种人比较，我国人群平均胆固醇水平较低。我国大多数患者经过中等强度（可使 LDL-C 水平

平均降低 30%~50%)甚至低强度(LDL-C 水平平均降幅小于 30%)的他汀类药物治疗即可使 LDL-C 达标。他汀类药物使用剂量与强度关系见第二章。

临床调脂达标,首选他汀类调脂药物。起始宜应用中等强度他汀类药物,根据个体调脂疗效和耐受情况,适当调整剂量,若胆固醇水平不能达标,与其他调脂药物联合使用。少数患者可能不能耐受常规剂量的他汀类药物治疗,此时可考虑以下措施:①更换另一种药动学特征不同的他汀类药物;②减少他汀类药物剂量或改为隔日一次用药;③换用其他种类药物(如依折麦布)替代;④若患者需使用但不能耐受大剂量他汀类药物治疗,可用中小剂量他汀类药物联合依折麦布。

依折麦布是目前唯一一种批准用于临床的选择性胆固醇吸收抑制剂,可减少肠道内胆固醇吸收。依折麦布使小肠吸收胆固醇量降低 50% 以上。与安慰剂相比,单独应用依折麦布可使 LDL-C 水平降低 17%~23%,使 TC 水平降低 15% 以上,具有良好安全性和耐受性。现有资料显示,依折麦布在降低 LDL-C 水平效果仅次于他汀类药物,可单独或联合其他调脂药物用于胆固醇升高为主的患者,特别适合作为不能耐受他汀类药物治疗或经大剂量他汀类药物治疗仍未达标者的替代药物。

(3)家族性高胆固醇血症的治疗:纯合子 FH 儿童相关治疗及监护在本章第二节介绍。针对杂合子 FH 患者,高强度的他汀类药物是首选的药物治疗,但处于母乳喂养和可能怀孕或已怀孕的妇女应当避免使用他汀类药物,因为他汀类药物的安全性在孕妇中没有得到足够的研究。如果使用他汀类药物后 LDL-C 水平没能足够降低,那么应该考虑添加其他降胆固醇药物,如依折麦布、胆酸螯合剂或者烟酸。对于用药物治疗未能充分控制或对他汀类药物不耐受的 FH 患者,可用 LDL 血浆分离转换法。治疗目标:首要目标仍是 LDL-C 水平达标,降低 LDL-C 水平至少 50% 及以上,如果适宜,应使 LDL-C 水平低于 2.6mmol/L(100mg/dl)。除了高强度的他汀类药物以外,新型调脂药的出现为 FH 的治疗带来新的进展,近年来在国外已有 3 种新型调脂药被批准临床应用。

洛美他派是一种微粒体甘油三酯转运蛋白抑制剂,可削弱 VLDL 分泌,降低循环中含 Apo B 的脂蛋白,对已用了最大可耐受的降脂治疗(如大剂量他汀类药物)和 LDL-C 血浆分离转换法治疗的纯合子 FH 患者,可以降低 LDL-C 水平高达 50%。

米泊美生(mipomersen)是第 2 代反义寡核苷酸,属于载脂蛋白 B_{100} 合成抑制剂,2013 年 FDA 批准米泊美生可单独或与其他调脂药联合用于治疗纯合子 FH。其作用机制是通过与编码载脂蛋白 B_{100} 的 mRNA 杂交导致该 mRNA 降解,从而抑制载脂蛋白 B_{100} 的转录翻译,减少 VLDL 的生成和分泌,降低

LDL-C 水平,可使 LDL-C 水平降低 25%。该药最常见的不良反应为注射部位反应,包括局部红疹、肿胀、瘙痒、疼痛,绝大多数不良反应属于轻中度。

前蛋白转化酶枯草溶菌素 9(PCSK9)抑制剂可阻止 LDL 受体降解,促进 LDL-C 的清除。PCSK9 抑制剂以 alirocumab、evolocumab 和 bococizumab 研究较多。研究结果显示 PCSK9 抑制剂无论单独应用或与他汀类药物联合应用均能明显降低血清 LDL-C 水平,同时可改善其他血脂指标,包括 HDL-C,Lp(a)等。欧盟医管局和美国 FDA 已批准 evolocumab 与 alirocumab 两种注射剂型 PCSK9 抑制剂上市。初步临床研究结果表明,该类型药物可使 LDL-C 水平降低 40%~70%,并可减少心血管事件。至今尚无严重或危及生命的不良反应报道。国内尚处于临床试验阶段。他汀类药物与 PCSK9 抑制剂联合应用已成为欧美国家治疗严重血脂异常患者尤其是 FH 患者的联合方式,可较任何单一的药物治疗带来更大程度的 LDL-C 水平下降,提高达标率。对于患有 FH 尤其是纯合子 FH 的 ASCVD 患者,若经生活方式加最大剂量调脂药物(如他汀类药物 + 依折麦布)治疗后,LDL-C 水平仍高于 2.6mmol/L,可加用 PCSK9 抑制剂,组成不同作用机制调脂药物的三联合用,以进一步控制 LDL-C 水平。

2. 高甘油三酯(TG)血症治疗

(1)生活方式干预方案:治疗性生活方式改善对于降低 TG 水平、控制其他危险因素(如高血压、高血糖等),以及改善患者心血管预后具有肯定效果,应作为所有高甘油三酯血症患者的基础治疗。①控制体重:超重或肥胖的患者体重降低 5%~10%,TG 水平可降低 20% 左右。按照国人标准,体质指数(BMI)≥ 24kg/m² 为超重,BMI ≥ 28kg/m² 为肥胖,应力争达到 BMI 正常化(BMI < 24kg/m²),或 1 年内使体重降低至少 10% 以上。②合理饮食:通过控制饮食总热量、限制碳水化合物与脂肪摄入、增加蔬菜和优质蛋白摄入,可使 TG 水平降低 20%~50%。③限制饮酒:酗酒是导致 TG 水平升高的常见原因,TG 水平重度升高者应立即戒酒。无饮酒习惯者不建议饮酒,有饮酒习惯者应将每日酒精摄入量控制在 30g(男性)与 20g(女性)以下 [酒精摄入量(g)= 饮酒量(ml)× 酒精度数(%)× 0.8]。④适量运动:规律性的体力运动有助于减轻体重,还可直接降低 TG 水平。建议每日进行至少 30 分钟的中等强度有氧运动,每周至少 5 次,包括快走、骑车、登楼梯等运动方式。超重 / 肥胖者应进一步增加运动量。⑤戒烟:虽然吸烟对 TG 水平的影响并不显著,但戒烟可以显著降低患者心血管病整体风险性,因此应积极鼓励并督导患者戒烟。

(2)降甘油三酯药物治疗:一般来说,轻至中度高甘油三酯血症常可通过饮食治疗使血浆甘油三酯水平降至正常,不必进行药物治疗;经过生活方式干预后 TG 水平仍未能满意控制者应考虑药物治疗。对于有高甘油三酯血症的心血管病高危个体,可以考虑他汀类药物作为首选的药物治疗。贝特类、烟酸与 ω-3 脂肪酸对 TG 水平具有显著的降低作用,推荐用于以 TG 水平增高为主的血脂异常患者。对于重度高甘油三酯血症患者,即空腹时 TG 水平高于 5.7mmol/L,贝特类药物应作为一线用药。

3. 混合型高脂血症治疗　混合型高脂血症的表现包括既有总胆固醇(主要为 LDL-C、sLDL-C)水平升高,也有甘油三酯水平升高。混合型高脂血症的治疗策略主要取决于患者 TG 水平升高的程度和心血管整体危险水平。TG 水平轻中度升高(2.26~5.64mmol/L)时,LDL-C 水平达标仍为主要目标,非 -HDL-C 水平达标为次要目标。TG 水平重度升高时(≥ 5.65mmol/L)应立即启动降低 TG 的药物治疗,以预防急性胰腺炎。

(1)他汀类药物 + 贝特类药物:ACCORD 研究显示,对于血脂显著异常(接受他汀类药物治疗仍有高水平 TG 和低水平 HDL-C)的患者,辛伐他汀联合非诺贝特能显著降低 TG 水平并升高 HDL-C 水平,联合治疗可以进一步降低心血管风险达 31%,而在 TG 水平不高的患者中基本没有改变。ACCORD-eye 分支研究同样证实,非诺贝特可使糖尿病型视网膜病变的发生和进展风险较安慰剂显著降低约 40%,(6.5% vs 10.2%,$P = 0.006$),绝对危险度降低 3.7%。随访 5 年后,非诺贝特与辛伐他汀联合治疗的不良事件发生率均与辛伐他汀单一治疗相似,联合治疗的肌炎或横纹肌溶解症的发生率未增加。ACCORD 血脂亚组结果支持目前 2016 年 ESC 指南的推荐:即对于用了他汀类药物治疗,TG 水平仍高于 2.3mmol/L 的高危患者,可以考虑使用非诺贝特与他汀类药物联合治疗。

(2)他汀类药物 +ω-3 脂肪酸:他汀类药物与鱼油制剂 ω-3 脂肪酸联合应用可用于治疗混合型高脂血症,且不增加各自的不良反应。由于服用较大剂量 ω-3 多不饱和脂肪酸有增加出血的危险,并增加糖尿病患者和肥胖患者热卡摄入,不宜长期应用。此种联合方案是否能够减少心血管事件尚在探索中。

(3)贝特类药物 + 依折麦布:以 TG 水平升高为主要表现的混合型血脂异常患者,可联合应用非诺贝特与依折麦布。贝特类药物和依折麦布均可增加胆汁中胆固醇的浓度,诱发胆石症。联用时需警惕胆囊结石的发生。

4. 低高密度脂蛋白血症治疗　对于 HDL-C 水平低于 1.0mmol/L 者,主张控制饮食和改善生活方式,目前无足够证据支持药物干预。烟酸缓释制剂能较好地升高 HDL-C 水平,但以烟酸作为心脏保护剂的两项大型随机对照试验 AIM-HIGH 和 HPS2-THRIVE 试验结果显示,烟酸治疗不仅未能获得临床收益,而且存在多种严重不良反应。

(二)常见调脂药物

临床上供选用的调脂药物可分为 6 类:他汀类,贝特类,烟酸类,胆酸螯合剂,胆固醇吸收抑制剂和其他类。迄今为止,尚无一种药物对所有脂质紊乱均有效,不同类型药物对脂质和脂蛋白的调节各有一定侧重(见表3-2)。

表3-2 调节血脂药的选用或联合用药参考

高脂血症类型		首选	次选	可考虑用药
高 TC 血症		他汀类	依折麦布、胆酸螯合剂	
严重高 TC 血症		他汀类 + 依折麦布	他汀类 +PCSK9 抑制剂、胆酸螯合剂 + 依折麦布	普罗布考
高 TG 血症		贝特类	他汀类(心血管高危风险个体)	ω-3 脂肪酸、烟酸
严重高 TG 血症		非诺贝特 +ω-3 脂肪酸		
混合型血脂异常	以高水平 TC 为主	他汀类、他汀类 + 非诺贝特 / 依折麦布	他汀类 +PCSK9 抑制剂	胆酸螯合剂、普罗布考
	以高水平 TG 为主	贝特类药物 + 他汀类 / 依折麦布	烟酸、ω-3 脂肪酸	
	高水平 TG 和高水平 TC	他汀类 + 非诺贝特	他汀类药物 +ω-3 脂肪酸	胆酸螯合剂、普罗布考、烟酸
低 HDL-C 血症		贝特类	他汀类、烟酸	

1. 他汀类 他汀类药物能显著降低 TC、LDL-C 和 Apo B 水平,也降低 TG 水平和轻度升高 HDL-C 水平。此外,他汀类药物还可能具有抗炎、保护血管内皮功能等作用,这些作用可能与冠心病事件减少有关。近二十年来临床研究显示他汀类药物是当前治疗高胆固醇血症、混合性高脂血症和 ASCVD 非常重要的药物。国内已上市的他汀类药物有:洛伐他汀、辛伐他汀、普伐他汀、氟伐他汀、阿托伐他汀、瑞舒伐他汀和匹伐他汀。

不同种类与剂量的他汀类药物之间降胆固醇幅度有较大差别,但任何一种他汀类药物剂量倍增时,LDL-C 水平进一步降低的幅度仅约 6%,即所谓"他汀疗效 6% 效应"。他汀类药物可使 TG 水平降低 7%~30%,HDL-C 水平升高 5%~15%。他汀类药物可在任何时间段每天服用 1 次,但在晚上服用时 LDL-C 水平降低幅度可稍有增多。他汀类药物应用取得预期疗效后应继续长期应用,如能耐受应避免停用。

2. 贝特类 临床上可供选择的贝特类药物有:非诺贝特(片剂 0.1g, qid; 微粒化胶囊 0.2g, qd); 苯扎贝特 0.2g, tid; 吉非罗齐 0.6g, bid。贝特类药物平均可使 TC 水平降低 6%~15%，LDL-C 水平降低 5%~20%，TG 水平降低 20%~50%，HDL-C 水平升高 10%~20%。其适应证为高甘油三酯血症或以 TG 水平升高为主的混合型高脂血症。

目前尚缺乏针对贝特类药物对高甘油三酯血症患者心血管临床终点事件影响的随机对照临床试验，临床试验结果荟萃分析提示贝特类药物能使高水平 TG 伴低水平 HDL-C 人群心血管事件危险降低 10% 左右，主要以降低非致死性心肌梗死和冠状动脉血运重建术为主，对心血管死亡、致死性心肌梗死或卒中无明显影响。常见不良反应与他汀类药物类似，包括肝脏、肌肉和肾毒性等，血清肌酸激酶和 ALT 水平升高的发生率均低于 1%。

3. 烟酸类 烟酸属 B 族维生素，当用量超过作为维生素作用的剂量时，可有明显的降脂作用。烟酸的降脂作用机制尚不十分明确，可能与抑制脂肪组织中的脂解和减少肝脏中 VLDL 合成和分泌有关。已知烟酸能增加 Apo A$_1$ 和 Apo A$_2$ 的合成，适用于高甘油三酯血症，低密度脂蛋白血症或以 TG 水平升高为主的混合型高脂血症。烟酸有普通和缓释两种剂型，以缓释剂型更为常用。缓释片常用量为每次 1~2g，qd。建议从小剂量（0.375~0.5g/d）开始，睡前服用；4 周后逐渐加量至最大常用剂量。最常见的不良反应是颜面潮红，其他有肝脏损害、高尿酸血症、高血糖、棘皮症和消化道不适等，慢性活动性肝病、活动性消化性溃疡和严重痛风者禁用。由于在他汀类药物基础上联合烟酸的临床研究提示，与单用他汀类药物相比无心血管保护作用，欧美多国已将烟酸类药物淡出调脂药物市场。

4. 胆酸螯合剂 胆酸螯合剂在肠道内能与胆酸呈不可逆结合，因而阻碍胆酸的肝肠循环，促进胆酸随粪便排出体外，阻断胆酸中胆固醇的重吸收。胆酸螯合剂降脂药通过反馈机制刺激肝细胞膜表面的 LDL 受体，加速血液中 LDL 清除，结果使血清 LDL-C 水平降低。常用的有考来烯胺（每日 4~16g，tid），考来替泊（每日 5~20g，tid）。胆酸螯合剂可使 TC 水平降低 15%~20%，LDL-C 水平降低 15%~30%；HDL-C 水平升高 3%~5%；对 TG 水平无降低作用甚或稍有升高。因此，该类药物的绝对禁忌证为异常 β 脂蛋白血症和 TG 水平高于 4.52mmol/L（400mg/dl）；相对禁忌证为 TG 水平高于 2.26mmol/L（200mg/dl）。

5. 胆固醇吸收抑制剂 该类药物代表为依折麦布，吸收后作用于小肠细胞的刷状缘，有效地抑制胆固醇和植物固醇的吸收。由于能减少胆固醇向肝脏的释放，依折麦布可促进肝脏 LDL 受体的合成，又加速 LDL 的代谢。依折麦布与他汀类药物合用时对 LDL-C、HDL-C 和 TG 的作用进一步增强，且安全性和耐受性良好。在 2014 年美国心脏协会年会上公布的 IMPROVE-IT 研究结果表明，对于急性冠脉综合征（ACS）患者，在辛伐他汀的基础上加用依折麦布能够中度降低心血管事件,心血管死亡、非致死性心肌梗死或非致死性卒中风险降低了10%;但加用依折麦布未能降低全因死亡率。与安慰剂相比,单独应用依折麦布可使LDL-C水平降低17%~23%,使TC水平降低15%以上,而其不良反应发生率与安慰剂相似。虽然依折麦布的降胆固醇作用稍弱于他汀类药物(20%~40%),但该药具有良好的安全性和耐受性,因而更利于临床推广应用。现有资料显示,在降低LDL-C水平方面,依折麦布的效果仅次于他汀类药物,因此可用于以胆固醇升高为主的患者,特别适合作为不能耐受他汀类药物治疗者的替代治疗。

6. 其他调脂药 传统的包括普罗布考和ω-3脂肪酸。普罗布考主要适用于高胆固醇血症,尤其是纯合子型家族性高胆固醇血症,可使血浆TC水平降低20%~25%,LDL-C水平降低5%~15%,而HDL-C水平也明显降低(可达25%)。ω-3脂肪酸主要为二十碳戊烯酸和二十二碳己烯酸,二者为海鱼油的主要成分,具有降低TG水平和轻度升高HDL-C水平的作用,但对TC水平和LDL-C水平无影响。ω-3脂肪酸主要用于高甘油三酯血症;可以与贝特类药物合用治疗严重高甘油三酯血症,也可与他汀类药物合用治疗混合型高脂血症。新型降脂药物有洛美他派(lomitapide)和米泊美生(mipomersen),是最近FDA分别批准用于年龄不低于18岁和年龄不低于12岁的纯合子FH患者的辅助治疗。2003年,法国研究者在关于胆固醇水平升高与早发心脏病家族关联的研究中发现了PCSK9。这些家族均存在PCSK9基因突变,导致PCSK9蛋白过度表达,使患者的LDL-C排出量远低于非突变人群。PCSK9抑制剂可以作为胆固醇水平升高或遗传性胆固醇疾病患者的潜在降脂方法。正处于临床研究阶段的PCSK9抑制剂包括evolocumab、alirocumab、bococizumab。已有实验数据显示,PCSK9抑制剂单药或联合他汀类药物治疗能够显著降低高胆固醇血症患者的LDL-C水平,降低LDL-C水平高达70%,而且不良反应小。

三、调脂药学监护原则和要点

(一)调脂药学监护原则

1. 疗效监护 在开始调脂治疗前需进行血液检查,评估患者临床情况,为药物选择及目标值确定提供参考,治疗并存疾病和继发性血脂紊乱。生活方式干预与调脂药物治疗3~6个月后,应复查血脂水平,如能达到要求即继续治疗,但仍须每6~12个月复查1次;如持续达到要求,每年复查1次。药物治疗开始后每4~8周复查血脂及血清谷丙转氨酶(ALT)、谷草转氨酶(AST)和肌酸激酶(CK),如能达到目标值,逐步改为每6~12个月复查1次;如开始治疗3~6个月复查血脂仍未达到目标值,则调整剂量或药物种类,或联合药物治疗,再经4~8周后复查。达到目标值后延长为每6~12个月复查1次,治疗性生活方式干预和降脂药物治疗必须长期坚持,才能获得临床益处。

调整药物剂量和种类,提倡不同作用机制的调脂药物联用。在应用调脂药物治疗的最初4~6周,应复查血浆中胆固醇、甘油三酯和高密度脂蛋白胆固醇水平。根据检查结果及血脂水平调整药物种类或剂量。若经治疗后血脂未降至达标水平,则应增加剂量,或改用其他调节血脂药,亦可考虑几种药物联合治疗。对显著的高脂血症者和家族性杂合型高胆固醇血症者,单一应用调节血脂药的疗效并不理想,此时推荐联合用药,提倡2~3种作用机制不同的药联合应用,可减少各类药物的剂量并提高降脂幅度。如单纯增加他汀类药物剂量(加倍)的降脂效果(降低 LDL-C 水平)仅提高 2.23%,但他汀类药物加依折麦布则可提高 25%;混合性高脂血症可选用他汀类药物加非诺贝特,或贝特类药物加血脂康;高胆固醇血症可选用胆酸螯合剂加依折麦布;低高密度脂蛋白胆固醇血症可选用他汀类药物加烟酸;严重高甘油三酯血症可联合非诺贝特加 ω-3 脂肪酸;严重混合高脂血症可联用胆酸螯合剂加烟酸。当血脂水平降至正常值范围,或达到目标值,仍应继续按照同样剂量服药,除非血脂水平已降至较低水平,一般不主张减少药物剂量。

2. 不良反应监测

(1)告知患者当出现肌肉症状如肌痛、疲乏或软弱时应及时就医。开始他汀类药物治疗之前,如果患者有持续的无法解释的肌痛,检查肌酸激酶(CK)。如果 CK 超过正常上限 5 倍,在 5~7 天内重复测量,如果仍超过 5 倍,不要启动他汀类药物治疗,如果升高不到 5 倍,以小剂量开始他汀类药物治疗。如果患者既往(大于 3 个月)耐受他汀类药物治疗,新近出现肌痛或肌无力,考虑非他汀类药物因素。对于无症状他汀类药物治疗患者,无须常规检查 CK。贝特类药物和他汀类药物单药治疗均与肌病风险增加相关,但不同品种的贝特类药物的安全性存在显著差异。吉非罗齐联合他汀类药物治疗时发生横纹肌溶解和肌病风险显著高于非诺贝特。与他汀类药物单用相比,非诺贝特联合他汀类药物治疗时不良事件发生率没有统计学差异。

(2)他汀类药物相关肝功能损害的发生率极低,主要表现为一过性肝酶升高。ALT 及 AST 水平升高见于各种类型的他汀类药物且呈剂量依赖性,目前认为,轻中度肝酶升高(低于 3 倍正常值上限)而不伴有胆红素并不代表肝功能损伤。在所有接受他汀类药物治疗患者中,约 1%~2% 出现肝酶水平升高超过正常值上限 3 倍,停药后肝酶水平即可下降。开始他汀类药物治疗之前,应检查肝脏转氨酶(ALT 和 AST),治疗 4~8 周后和 1 年时应复查肝酶,如无问题此后无须复查。如果肝酶升高不到正常上限的 3 倍,不要常规性地排除该患者使用他汀类药物。

（3）长期服用他汀类药物可增加新发糖尿病风险10%~12%。2012年美国FDA发布他汀类药物可能引起血糖异常和新发糖尿病的说明，2013年中国CFDA亦发布他汀类药物可能引起血糖升高的相关修订。但其心血管获益远大于新发糖尿病风险，因此，不要仅因为糖化血红蛋白升高即停止他汀类药物治疗。建议对无合并糖尿病患者在获取基线血糖水平的基础上，每6~12个月可复查血糖水平；对合并空腹血糖受损或合并代谢综合征的冠心病的患者，建议每3~6个月复查血糖水平及HbA1c水平。

（4）甲状腺功能减低患者使用他汀类药物容易发生肌病，原因可能为甲状腺功能减低可致胆固醇升高，未纠正的情况下使用他汀类药物，降脂疗效欠佳，而加大他汀类药物剂量则易引起肌病，故建议初始治疗前先获取甲状腺功能指标基线资料，如有甲状腺功能减低情况存在，应先予纠正，避免肌病发生。

（5）贝特类药物的常见不良反应为消化不良、胆石症等，也可引起肝脏血清酶升高和肌病。绝对禁忌证为严重肾病和严重肝病。吉非罗齐虽有明显的调脂疗效，但安全性不如其他贝特类药物。由于贝特类药物单用或与他汀类药物合用时也可发生肌病，应用贝特类药物时也须监测肝酶与肌酶。

在临床实践中对贝特类药物不良反应的监测与单用他汀类药物相同，主要是定期监测肝功能和CK以及随访患者的不适症状。治疗初期每4~8周复查肝转氨酶（ALT、AST）和CK，轻度的转氨酶升高（低于3倍正常值上限）和无症状的轻度CK升高不需停药。如AST或ALT高于3倍正常值上限，应暂停给药，停药后仍需每周复查肝功能直至恢复正常。治疗期间应询问患者有无肌痛、肌压痛、肌无力、乏力和发热等症状，血CK升高超过5倍正常值上限时应停药。用药期间如有其他可能引起肌溶解的急性或严重情况，如败血症、创伤、大手术、低血压和抽搐等，应暂停给药。

（6）烟酸的常见不良反应有颜面潮红、高血糖、高尿酸（或痛风）、上消化道不适等。这类药物的绝对禁忌证为慢性肝病和严重痛风；相对禁忌证为溃疡病、肝功能不全和高尿酸血症。烟酸缓释型制剂的不良反应轻，易耐受。若与他汀类药物联用，需要定期监测肝功能和血CK以及随访患者的不适症状。烟酸可能降低胰岛素敏感性而升高血糖，并可能增加代谢综合征与糖耐量受损者新发糖尿病风险。其他报道的不良反应包括升高肝转氨酶、尿酸和（或）痛风发作。胆酸螯合剂常见不良反应有胃肠不适、便秘，影响某些药物的吸收。

常用调脂药物常见剂量与不良反应见表3-3。

表 3-3　常用调节血脂药物的剂量和不良反应

口服调节血脂药		每日 剂量（mg）	分服 次数	主要不良反应
他汀类	辛伐他汀	5~40	1	腹泻、腹胀、肌痛、肌炎、横纹肌溶解
	洛伐他汀	10~20	1	肌痛、肌炎、横纹肌溶解、AST 及 ALT 升高
	普伐他汀	10~20	1	腹泻、肌痛、肌炎、横纹肌溶解
	氟伐他汀	20~40	1	腹泻、肌痛、肌炎、横纹肌溶解
	阿托伐他汀钙	10~80	1	便秘、腹痛、肌痛、肌炎、横纹肌溶解
	瑞舒伐他汀钙	5~20	1	低血压、心悸、肌痛、肌炎、AST 及 ALT 升高
	匹伐他汀	2~4	1	皮疹、抑郁、头痛、瘙痒及 AST 及 ALT 升高、横纹肌溶解和肌病
贝特类	苯扎贝特	600~1200	3	胃饱胀感、肌痛、肌乏力
	非诺贝特	300	3	腹部不适、腹泻、便秘、乏力、肌痛、肌炎
	吉非罗齐	600~1200	2	胆石症、胃痛、嗳气、贫血、横纹肌溶解
烟酸类	烟酸缓释剂	375~500	1	低血压
	阿昔莫司	500~750	2~3	潮热、瘙痒、胃灼热、腹痛、头痛、哮喘
胆酸螯合剂	考来替泊	15~30g	2~4	便秘、胆石症、胃肠出血、脂肪泻
	考来烯胺	2~24g	3	便秘、肠梗阻、胃痛、消化不良、恶心
胆固醇吸收抑制剂	依折麦布	10	1	过敏、舌头或面部水肿、呼吸困难、吞咽困难
其他类	普罗布考	1000	2	腹泻、腹痛、呕吐、心电图 Q-T 间期延长
	泛硫乙胺	600	3	腹泻、食欲缺乏、腹部胀满、呕吐
	益多酯	500	2	腹部饱胀、瘙痒
	ω-3 脂肪酸	2.7~9g	3	发热、腹泻、肌痛、咽喉痛、胆结石

3. 药物的相互作用　他汀类药物相关不良反应不仅与个体因素(遗传因素、年龄、性别、体型等)相关,也与患者同时服用的药物(或食物)所产生的相互作用关系密切。为了尽可能降低他汀类药物相关不良反应的发生率,对于中国人群,所有他汀类药物均采取较小剂量是明智的做法。需告知患者一些药物、食物与他汀类药物有相互作用。

瑞舒伐他汀、辛伐他汀、洛伐他汀不能与葡萄柚汁合用,以免因血浆药物浓度升高而出现不良反应;且用药期间不宜服用可降低内源性类固醇激素或活性的药物(螺内酯、西咪替丁)。依折麦布若与胆酸螯合剂联合应用时,应在用后者前至少 2 小时服用。在治疗剂量下与对 CYP3A4 有明显抑制的药物如环孢素、烟酸、大环内酯类抗生素、HIV 蛋白酶抑制剂、抗抑郁药等合用能显著增高他汀类药物的血浆水平。贝特类药物和他汀类药物单用时均可发生肌病,因此,贝特类药物与他汀类药物联用时可能会增加发生肌病的危险。以中等剂量他汀类药物和贝特类药联合应用,肌病的发生率较低,剂量不宜过大,不宜在同一时间服用。或于晨起服用贝特类药物而晚上服用他汀类药物;或隔日分别交替服用。他汀类药物与烟酸联用可显著升高 HDL-C 水平,而不发生严重的不良反应,但烟酸可增加他汀类药物的生物利用度,可能增加肌病的危险,同样要监测 ALT、AST、CPK,同时加强血糖监测。此外,在与他汀类药物有药动学相互作用的药物中,胺碘酮是在辛伐他汀药品说明书中明确提及的。FDA 已多次就辛伐他汀与胺碘酮合用的安全性问题发布警告,并明确规定:正在接受胺碘酮治疗的患者使用辛伐他汀的日剂量不能超过 20mg。乙醇可增加烟酸所致的皮肤潮红和瘙痒等不良反应的发生,于用药期间应避免饮酒。为减少烟酸不良反应,可采用烟酸缓释片。

2014 年 K. A. Kellick 等对现用他汀类药物的相互作用进行比较,根据相互作用强弱进行分级,对他汀类药物与其他发生相互作用药物进行剂量限定,见第二章。

(二)调脂药学监护要点

患者住院期间药学监护包括:

1. 对患者基本情况评估　药师应关注患者病情,重点包括症状、体重、过敏史、个人史、既往用药史等。评价既往使用其他疾病治疗药物对调脂药物有无影响,评估患者的用药依从性。

2. 药学评估　包括入院后高脂血症诊断分型、治疗需求评估、不良反应风险评估(主要为肌病风险评估),血脂指标(总胆固醇、甘油三酯、低密度脂蛋白、高密度脂蛋白)、肝肾功能指标,评价患者总体发生不良反应风险。

患者住院期间药学监护主要内容见附表1-1。

（三）出院教育

药师对成人高脂血症患者的出院教育内容主要包括生活方式干预和用药教育，主要内容见附表1-2。

第二节　儿童青少年血脂异常的药学监护

一、疾 病 简 介

儿童青少年血脂异常是指发生在儿童青少年时期的血脂代谢紊乱，通常称为高脂血症，是指血浆中总胆固醇（total cholesterol，TC）和（或）甘油三酯（triglyceride，TG）水平高于正常参考值以及低高密度脂蛋白-胆固醇（hish density lipoprotein-cholesterol，HDL-C）血症。儿童青少年的血脂代谢紊乱与其成年后冠心病（coronary heart disease，CHD）、动脉粥样硬化（atherosclerosis，AS）及其相关性心血管病（cardiovascular disease，CVD）的发生密切相关。因此，有观点认为AS的发生实际上是开始于儿童期的血脂代谢紊乱。血脂异常本身也直接损害儿童青少年健康，能引起黄色瘤、酮体症、脂质肾毒症、脂肪肝、胆石症、胰腺炎及其他对人体组织细胞的损害。

根据病因，儿童青少年血脂异常可分为原发性和继发性两大类。原发性血脂异常主要由遗传基因异常和（或）环境因素相互作用引起，有明显遗传倾向，呈现家族聚集性，血脂紊乱程度较重，发病率低。主要有家族性高胆固醇血症、家族性高甘油三酯血症、家族性混合型高脂血症、家族性低高密度脂蛋白血症等。继发性血脂异常是儿童青少年血脂代谢紊乱的常见形式，常继发于一些全身性疾病（如肥胖/超重、糖尿病、高血压、川崎病、代谢综合征、甲状腺功能减低症、肝脏或肾脏疾病）和不良生活方式（膳食摄入增加、高脂饮食、吸烟与被动吸烟、体力活动减少、酗酒等）；某些药物的应用（如糖皮质激素、β受体拮抗剂、抗人免疫缺陷病毒蛋白酶抑制剂）以及肿瘤化疗也可导致脂代谢紊乱。

如按临床分类，可有：①高胆固醇血症：是指空腹血浆胆固醇水平高于正常值；②高甘油三酯血症：系指空腹血浆TG水平增高；③混合性高脂血症：是指除空腹血浆胆固醇水平升高外，TG水平亦高于正常值；④低高密度脂蛋白血症：空腹血浆HDL-C水平降低。

儿童青少年血脂异常进展缓慢，常无明显症状与体征，因此由实验室检查确诊。空腹检测TC、TG、HDL-C、LDL-C水平，如有异常，1~2周内复查。测定结果标准化。人体在2岁以后血脂比较稳定，我国的儿童青少年的血脂异常诊断标准参照1992年美国国家胆固醇教育计划（NCEP）专家委员会及日本制定的"2岁以上儿童血脂异常诊断标准"的基础上提出,具体见表3-4。其中青春期血脂水平稍有降低,以女童明显。

表3-4 2岁以上儿童青少年血脂异常诊断标准

标准	TC [mmol/L(mg/dl)]	LDL-C [mmol/L(mg/dl)]	TG [mmol/L(mg/dl)]	HDL-C [mmol/L(mg/dl)]
合适水平	< 4.40(170)	< 2.85(110)	—	—
临界高值	4.40~5.15（170~199）	2.85~3.34（110~129）	—	—
高脂血症	≥ 5.18(200)	≥ 3.37(130)	≥ 1.70(150)	—
低 HDL-C 血症	—	—	—	≤ 1.04(40)

二、调脂药物治疗原则和方案

(一)调脂药物治疗原则

1. 儿童青少年血脂异常的预防 治疗儿童青少年血脂异常首先要重视预防,消除危险因素,改变不健康的生活方式,调整饮食结构。

血脂代谢紊乱的儿童青少年成年后患 CVD、AS 或 CHD 的可能性明显高于正常人群,由于血脂代谢紊乱是 CVD 重要的独立危险因素,因此应从儿童青少年时期就开始预防各种 CVD 相关的危险因素,如远离烟酒,避免被动吸烟,加强锻炼减轻体重,保持心理平衡。

调整更合理的饮食结构,使食物多样化,达到充分的营养和足够的热卡以保证生长和发育,维持理想体重。采用低饱和脂肪酸、低胆固醇饮食模式。素食饮食虽然安全,但难以保证足够的营养,不推荐用于发育中的儿童青少年。针对2岁以上的儿童,推荐以下营养摄入模式:①饱和脂肪酸产热小于总热量的10%;②平均总脂肪产热不超过总热量的30%;③饮食中胆固醇摄入量小于300mg/d。

2. 儿童青少年血脂异常的治疗

(1)饮食干预:饮食干预是治疗血脂异常的基础,是基本的治疗,特别是对于儿童患者,可能是最佳选择,即使是对于纯合子家族性高胆固醇血症(familial hypercholestemlemia, FH)患者也具有重要作用。饮食治疗无效需要药物治疗的病例,也需继续饮食干预,从根本上改善饮食习惯是药物治疗成功的前提。对于生长发育期间已有血脂异常的儿童青少年,需要进行饮食治疗,其基本目的是降低血胆固醇水平并且保证足够的营养摄入,不能影响生长发育;强调减少饱和脂肪酸、总脂肪、胆固醇的摄入,保持理想体重。饮食治疗的最低目标是血胆固醇水平降低,理想目标是 LDL-C 水平低于 2.85mmol/L(110mg/dl),TC 水平低于 4.40mmol/L(170mg/dl)。

饮食治疗具体分为为两套膳食方案。第一套膳食方案要求饱和脂肪酸平均摄入量少于总热量的 10%,总脂肪产热量平均占比总热量低于 30%,胆固醇摄入量低于 300mg/d,定期检查血脂以判断疗效。第一套膳食方案 3 个月以上疗效不佳,改用第二套膳食方案,即饱和脂肪酸摄入量进一步减少至总热量的 7% 以下,胆固醇摄入量低于 200mg/d,同时确保足够的能量、维生素和矿物质供给。

饮食治疗目前不适用于 2 岁以下婴幼儿。

(2)药物治疗:应在坚持继续饮食干预的同时实施药物治疗,以使治疗有效持久。对于 8 岁以下儿童的高胆固醇血症的治疗,应以膳食治疗为主,不主张使用药物治疗;只有在血浆 LDL-C 水平高于 12.93mmol/L 时,如家族性高胆固醇血症纯合子状态下,才考虑给予药物治疗。8 岁以上的儿童青少年高胆固醇血症患者,如果经膳食干预治疗 6~12 个月后血浆 LDL-C 水平仍高于 4.91mmol/L(不伴心血管病高危因素)或 LDL-C 水平仍高于 4.14mmol/L(伴高血压、肥胖、家族性早发心脏病史)时,可考虑实施药物治疗。当患儿合并有糖尿病、肾脏疾病、先天性心脏病、胶原性心血管病等,在加强原发病治疗的基础上,对继发的血脂异常应采取更积极的措施,降低血浆 LDL-C 水平。如当糖尿病患儿血浆 LDL-C 水平高于 3.36mmol/L 时,即应考虑药物降脂治疗;严重者,饮食及药物治疗效果不佳时,也需考虑血浆净化、外科手术或基因治疗等。

我国于 2009 年制定《儿童青少年血脂异常防治专家共识》认为:10 岁以上的儿童,经饮食治疗 6 个月到 1 年后无效,LDL-C 水平不低于 4.92mmol/L(190mg/dl)或者 LDL-C 水平不低于 4.14mmol/L(160mg/dl)并伴有:①确切的早发 CHD 家族史(一级男性亲属发病时年龄低于 55 岁,一级女性亲属发病时年龄低于 65 岁);②同时存在两个或两个以上的 CVD 危险因素,且控制失败,可进行药物治疗。对纯合子型 FH 患者,当儿童血浆 TC 水平高于 10mmol/L(386mg/dl)时,药物降脂治疗的年龄可适当提前至 8 岁。

药物治疗的最低目标是 LDL-C 水平低于 3.37mmol/L(130mg/dl),理想目标是 LDL-C 水平低于 2.85mmol/L(110mg/dl)。对于家族性高胆固醇血症患儿,单纯膳食治疗只能使 LDL-C 水平降低 10%~15%,因此需要同时进行药物治疗,达到 LDL-C 水平降低 30%~50% 以上或降低至 3.36mmol/L 以下的目标。

（二）调脂药物治疗方案

血浆 TG 水平在 1.5~5.0mmol/L 的患儿，首先进行膳食治疗和体育锻炼 6 个月；效果不佳可考虑使用鱼油 ω-3 脂肪酸，如同时合并 TC 或 LDL-C 水平升高者可加用他汀类药物。血浆 TG 水平在 5.0~10.0mmol/L 的患儿，首先进行膳食治疗、体育锻炼和 ω-3 脂肪酸治疗 6 个月；如效果不佳则加用贝特类药物，如同时合并 TC 或 LDL-C 水平升高者可加用他汀类药物。对于血浆 TG 水平在 10.0mmol/L 以上的患儿，往往并发急性胰腺炎，应在上述药物治疗的基础上，给予血液透析治疗。

1. 他汀类降脂药物　他汀类药物是羟甲基戊二酸单酰辅酶 A（HMG-C$_0$A）还原酶抑制剂。HMG-C$_0$A 还原酶是肝脏合成内源性胆固醇的限速酶，他汀类药物具有与该酶代谢底物类似的结构，能在胆固醇合成的早期阶段竞争性抑制 HMG-C$_0$A 还原酶活性，从而阻碍肝脏胆固醇的合成，降低血浆胆固醇水平；同时代偿性上调肝细胞膜的 LDL 受体，使血浆中大量的 LDL 被摄取，经 LDL 受体途径代谢为胆酸而排出体外，降低血浆 LDL 水平。目前，洛伐他汀（lovastatin）、辛伐他汀（simvastatin）、普伐他汀（pravastatin）、阿伐他汀（atorvastatin）在我国被推荐用于 10 岁及以上儿童青少年血脂紊乱患者。此外，美国 FDA 还批准了瑞舒伐他汀（rosuvastatin）、氟伐他汀（fluvastatin）作为 10 岁及以上儿童青少年家族性高胆固醇血症患者的一线治疗药物，其中普伐他汀可用于 8 岁及以上的儿童。本类药物通常治疗剂量为 10~40mg/d，从最低剂量开始，定期复查，逐渐加量至推荐的最大的剂量以达治疗目标。

（1）洛伐他汀：在治疗原则下应用。起始剂量 10mg，每日 1 次；8 周后逐渐增加剂量至 20mg，每日 1 次；需要时，16 周后逐渐增加剂量至 40mg，每日 1 次。女孩必须在月经初潮 1 年后应用。

当有胺碘酮或维拉帕米同时应用时，本药最大剂量不超过 40mg/d。

当有达那唑或环孢素同时应用时，本药起始剂量 10mg，每日 1 次；最大剂量不超过 20mg/d。

当患儿内生肌酐清除率（CrCl）低于 30ml/min 时，药物剂量超过 20mg/d 时需权衡利弊谨慎应用。

（2）辛伐他汀：目前有限的研究资料显示本药在年龄小于 17 岁患儿的应用如下：患儿年龄小于 10 岁时，起始剂量 5mg，每晚 1 次；4 周后增加剂量至 10mg，每晚 1 次；如能耐受，8 周后增加剂量至 20mg，每晚 1 次。患儿年龄不低于 10 岁时，起始剂量 10mg，每晚 1 次；6 周后增加剂量至 20mg，每晚 1 次；如能耐受，12 周后增加剂量至 40mg，每晚 1 次。

家族性杂合子高 TC 血症：年龄在 10~17 岁的患儿，起始剂量 10mg，每晚 1 次；4 周后或更短时间内增至最大剂量 40mg，每晚 1 次。

家族性纯合子高 TC 血症：年龄在 10~17 岁的患儿，起始剂量 40mg，每晚 1 次；或 80mg/d，每日三次，早 20mg，中 20mg，晚 40mg。

（3）普伐他汀：年龄在 8~13 岁的患儿，起始剂量 20mg，每日 1 次；年龄在 14~18 岁的患儿，起始剂量 40mg，每日 1 次。

（4）阿托伐他汀：年龄在 10~17 岁的患儿，起始剂量 10mg，每日 1 次；可在 2~4 周内根据血脂水平与治疗目标调整用药剂量，逐渐增加至最大剂量 20mg/d。本药不经肾脏排泄，肾功能损伤时无须调整。有活动性肝病时避免应用。

2. 胆酸螯合剂　胆酸螯合剂能口服后在肠道与胆酸螯合，阻断其重吸收，中断肝肠循环，抑制肠道对外源性胆固醇的重吸收，促进内源性胆固醇在肝脏代谢为胆酸，使肝内胆固醇减少，从而使肝脏 LDL 受体活性增加而去除血浆中 LDL。推荐应用药物有考来烯胺（colestyramin，消胆胺）、考来替泊（colestipol，降胆宁）、考来维仑（colesevelam）。本类药物剂量与体重无关，与适当饮食治疗后的 TC 和 LDL-C 的水平有关，宜从小剂量开始，根据患儿反应，逐步调整。考来烯胺用于治疗儿童高胆固醇血症时，应从小剂量（4g/d）开始，最大量 16g/d。2009 年美国 FDA 批准考来维仑用于儿童青少年高胆固醇血症的治疗，这是唯一一个被批准的胆酸螯合剂类药物；具体适用对象为年龄在 10~17 岁患家族性高胆固醇血症男童和月经初潮后女童，剂量为 3.75g/d；此药也可以与小剂量他汀类药物联合应用。

（1）考来烯胺：对于患有原发性高胆固醇血症、胆酸增高相关性瘙痒症、过多粪胆原相关性腹泻的儿童，起始剂量 240mg/（kg·d），每日三次。当每日最大剂量高于 8g/d 时，未见明显降低血浆胆固醇作用，但可能增加不良反应发生。对于年龄不超过 10 岁的患儿，起始剂量 2g/d，每日三次，据药物疗效与机体耐受性调整每次剂量。每日最大剂量 4g/d。对于年龄大于 10 岁的患儿起始剂量 2g/d，每日三次，据药物疗效与机体耐受性调整每次剂量。每日最大剂量 8g/d。

（2）考来替泊：对于年龄高于 10 岁的患儿，药物应用剂量可在 2~12g/d。最常用降低血浆胆固醇水平方案为 10g/d，每日 1 次；或 5g/d，每日 2 次。

3. 胆固醇吸收抑制剂　胆固醇吸收抑制剂为一种新型降胆固醇药物，主要作用于肠道抑制胆固醇吸收，但本药可经肝肠循环被机体重吸收。美国 FDA 于 2002 年批准依折麦布（ezetimibe，益适纯）用于 10 岁以上家族性高胆固醇血症患儿。已有研究证明本药可降低血浆胆固醇水平 20%，且主要不良反应局限于肠道，将有望成为儿童高胆固醇血症的一线用药。

对于年龄不低于 10 岁的患儿，依折麦布的起始剂量为 10mg/d，每日 1 次，口服。肾功能严重损伤时，生物利用度增加，无须调整剂量。

烟酸、贝特类降脂药、对氨基水杨酸、右旋甲状腺素和氯贝丁酯没有被我国指南所推荐用于儿童青少年的常规降脂药物。

三、调脂药学监护原则和要点

(一)调脂药学监护原则

儿童青少年血脂异常的调脂药学监护需要定时监测药物疗效,坚持复查及定期随访,关注药物剂量对疾病转归的影响;重视用药安全;提高对患儿已有的多个危险因素的识别并进行积极干预。

1. 药物疗效监测、复查及随访　患儿一旦开始进行药物治疗,在用药后第 6 周,以后每 3 个月复查一次,检测血脂水平,包括 LDL-C、TG、HDL-C,同时测量身高、体重等生长发育指标。一旦治疗有效,已实现最低目标或理想目标,可以 6 个月或至 1 年随诊复查一次。他汀类药物往往需要超长期应用,实用剂量对疾病转归的影响尚须进一步积累经验。

2. 用药安全　调脂药物应用过程中需要考虑对患儿生长发育的影响,随访时加强对生长发育相关指标的检查。询问患儿对药物的耐受性,从而了解用药依从性。胆酸螯合剂不良反应少,在美国曾作为推荐治疗儿童青少年血脂异常的首选药物,但临床应用发现儿童不易耐受,依从性差,难以实现治疗目标。他汀类药物通常耐受性良好,不良反应轻且短暂,但也需要加强监测和防范意识,必要时调整药物剂量甚至停药。胆固醇吸收剂也均存在较常见的不良反应,有必要积累经验,提高认识。当患儿有基础疾病,原发病治疗药物与调脂药物共同应用时,需要注意了解药物代谢相互作用,调整用药剂量,避免不良反应。

3. 识别用药患儿的危险因素　血脂异常的儿童青少年在使用药物治疗过程中需要加强对其危险因素的识别和干预。当 FH 患儿血胆固醇水平极高时,或血浆胆固醇水平升高同时存在其他危险因素如高血压、吸烟、糖尿病等,AS 病变将迅速进展,可能早期发生 CVD 事件。

(二)调脂药学监护要点

1. 他汀类药物　本类药物在体内主要经 CYP3A4 代谢,应避免与抗病毒药物阿扎那韦、福沙那韦同时应用。胺碘酮、抗真菌药、钙通道拮抗剂、环孢素及 CYP3A4 抑制剂等均能使本药疗效加强;波生坦、CYP3A4 诱导剂或 P- 糖蛋白诱导剂等使本药药效减弱。食物能增加本药即释片、减少缓释片的吸收及血药浓度。本药与葡萄柚汁同服时,血药浓度增加,当每日葡萄柚汁饮用超过 1L 时,本药致肌病或横纹肌溶解的风险明显增加。

大多数患儿使用本类药物常见的不良反应包括剂量依赖性的肝脏转氨酶升高。某些情况下,他汀类药物可引起肌病,严重者发展为横纹肌溶解症,表现为明显肌痛、肌力减退或肌无力,常有褐色尿和肌红蛋白尿,伴有肌酸激酶显著升高和肌酐升高。因此本类药物应用时,除血脂水平外,也需定期监测肌酸激酶及肝肾功能水平。胆汁淤积和活动性肝病是本类药物使用的禁忌证。

2. 胆酸螯合剂　本类药物不良反应少，主要表现为胃肠道不适，脂溶性维生素（A、D、E、K）、叶酸、钙、铁、锌、镁吸收减少至缺乏，有时也可引起血浆 TG 升高，尤其在高剂量时更为明显，因此长期应用此类药物时应该补充维生素及多种微量元素，可在服药前 1 小时或服药 4~6 小时后补充。

本类药物应避免与霉酚酸酯类药物同用。目前尚未明确有增加该类药物效应的物质。能减弱本类药物疗效的药物有：对乙酰氨基酚、胺碘酮、噻唑烷二酮类（格列酮类）降糖药、骨化三醇、强心苷类、口服的皮质醇类、依折麦布、髓袢利尿剂、噻嗪类利尿剂、甲氨蝶呤、叶酸、吗替麦考酚酯、烟酸、非甾体类消炎药、口服避孕药、苯巴比妥、雷洛昔芬、四环素类衍生物、甲状腺相关性激素、维生素 K 拮抗药。

3. 胆固醇吸收抑制剂　本药应用时需监测血脂、肌酸激酶、肝功能变化。肾功能受损或中度肝功能损伤者不需调整剂量，但应谨慎使用。环孢素可增加本药药效；胆酸螯合剂可减弱本药疗效。可与他汀类药物联用，但血转氨酶升高、肌病或横纹肌溶解发生率将增加。

本章小结：

本章高脂血症的治疗药学监护包括成人和儿童青少年，无论是成人还是儿童，均要重视血脂水平的监测和早期及时干预，生活方式的干预须贯穿整个治疗过程，治疗上应根据血脂异常分型来选择适合的调脂药物。儿童目前可使用的调脂药物仅限于他汀类、胆酸螯合剂和胆固醇吸收剂，需要综合考虑患儿病因、生长发育阶段和状态、用药耐受性、不良反应等方面，谨慎制定个体化用药方案。药师可从调脂药物使用的安全性、有效性、依从性等方面进行药学监护和随访，从而促进调脂药物合理使用。

（中国人民解放军南部战区总医院　刘贺萍　吴新荣；
上海交通大学医学院附属新华医院　张　春　张　健）

参 考 文 献

1. 中国成人血脂异常防治指南修订联合委员会. 中国成人血脂异常防治指南（2016 年修订版）. 中国循环杂志, 2016, 31（10）: 937-953.

2. BAYS HE, JONES PH, BROWN WV, *et al*. National Lipid Association Annual Summary of Clinical Lipidology 2015. J Clin Lipidol, 2014, 8（6 Suppl）: S1-36.

3. LLOYD-JONES DM, MORRIS PB, BALLANTYNE CM, *et al*. 2016 ACC Expert Consensus Decision Pathway on the Role of Non-Statin Therapies for LDL-Cholesterol Lowering in the Management of Atherosclerotic Cardiovascular Disease Risk: A Report of the American College

of Cardiology Task Force on Clinical Expert Consensus Documents. J Am Coll Cardiol, 2016, 68（1）: 92-125.

4. 2014年中国胆固醇教育计划血脂异常防治专家组. 2014年中国胆固醇教育计划血脂异常防治专家建议. 全科医学临床与教育, 2015, 13（1）: 3-5.

5. 血脂异常老年人使用他汀类药物中国专家共识组, 刘梅林, 胡大一. 血脂异常老年人使用他汀类药物中国专家共识. 中华内科杂志, 2015, 54（5）: 467-477.

6. 中国胆固醇教育计划专家委员会. 选择性胆固醇吸收抑制剂临床应用中国专家共识（2015）. 浙江医学, 2015, 37（16）: 1335-1339, 1356.

7. 李春杏, 靳松, 朱珠. 家族性高胆固醇血症的药物治疗学概述. 中国医院药学杂志, 2014, 34（05）: 415-419.

8. JACOBSON TA, ITO MK, MAKI KC, et al. National Lipid Association recommendations for patient-centered management of dyslipidemia: part 1 - executive summary. J Clin Lipidol, 2014, 8（5）: 473-488.

9. KASTELEIN JJ, BESSELING J, SHAH S, et al. Anacetrapib as lipid–modifying therapy in patients with heterozygous familial hypercholesterolaemia（REALIZE）: a randomised, double-blind, placebo-controlled, phase 3 study. Lancet, 2015, 385（9983）: 2153-2161.

10. 张石革. 调节血脂治疗的药学监护. 中国执业药师, 2013, 10（10）: 5-10.

11. 向伟. 小儿血脂异常 - 基础与临床. 北京: 人民卫生出版社, 2001.

12. 齐可民. 儿童青少年血脂异常的特点与治疗. 中华实用儿科临床杂志, 2013, 28（19）: 1510-1513.

13. 中华医学会儿科学分会儿童保健学组. 儿童青少年血脂异常防治专家共识. 中华儿科杂志, 2009, 47（6）: 426-428.

14. 向伟, 杜军保.《儿童青少年血脂异常防治专家共识》解读. 中华儿科杂志, 2009, 47（8）: 637-639.

15. 赵水平. 临床血脂学. 北京: 人民卫生出版社, 2006.

16. MCCRINDLE BW, URBINA EM, DENNISON BA, et al. Drug therapy of high-risk lipid abnormalities in children and adolescents: a scientific statement from the American Heart Association Atherosclerosis, Hypertension, and Obesity in Youth Committee, Council of Cardiovascular Disease in the Young, with the Council on Cardiovascular Nursing. Circulation, 2007, 115（14）: 1948-1967.

17. MANLHIOT C, LARSSON P, GUROFSKY RC, et al. Spectrum and management of hypertriglyceridemia among children in clinical practice. Pediatrics, 2009, 123（2）: 458-465.

18. YUAN G, AL-SHALI KZ, HEGELE RA. Hypertriglyceridemia: its etiology, effects and treatment. CMAJ, 2007, 176（8）: 1113-1120.

第四章 心血管病调脂治疗药学监护

一、疾病简介

心血管病（cardiovascular disease，CVD）已成为我国城市和乡村人群的第一位死亡原因。在欧洲，因动脉血管壁动脉粥样硬化和血栓形成引起的CVD是过早死亡和影响伤残调整生命年的首要因素，在发展中国家也日趋常见。

动脉粥样硬化（atherosclerosis）是一组称为动脉硬化的血管病中最常见、最重要的一种。各种动脉硬化的共同特点是动脉管壁增厚变硬、失去弹性和管腔缩小。动脉粥样硬化的特点是受累动脉的病变从内膜开始，先后有多种病变合并存在，包括局部有脂质和复合糖类积聚、纤维组织增生和钙质沉着形成斑块，并有动脉中层的逐渐退变，继发性病变尚有斑块内出血、斑块破裂及局部血栓形成。由于在动脉内积聚的脂质外观呈黄色粥样，因此称为动脉粥样硬化。以低密度脂蛋白胆固醇（LDL-C）或TC水平升高为特点的血脂异常是动脉粥样硬化性心血管病（atherosclerotic cardiovascular disease，ASCVD）重要的危险因素；降低LDL-C水平，可显著减少ASCVD的发病及死亡危险。

按受累动脉部位不同，动脉粥样硬化有主动脉及其主要分支、冠状动脉、颈动脉、脑动脉、肾动脉、肠系膜动脉和四肢动脉粥样硬化等类别。

主动脉粥样硬化：最主要的后果是形成主动脉瘤，主动脉瘤一旦破裂，可迅速致命，在动脉粥样硬化的基础上也可发生动脉夹层分离。

颅脑动脉粥样硬化：最常侵犯颈内动脉、基底动脉和椎动脉，颈内动脉入脑处为特别好发区，病变多集中在血管分叉处。粥样斑块造成血管狭窄、脑供血不足或局部血栓形成或斑块破裂，碎片脱落造成脑栓塞等脑血管意外（缺血性脑卒中）；长期慢性脑缺血造成脑萎缩时，可发展为血管性痴呆。

肾动脉粥样硬化：可引起顽固性高血压，年龄在55岁以上而突然发生高血压者，应考虑本病的可能。如发生肾动脉血栓形成，可引起肾区疼痛、尿闭和发热等。长期肾脏缺血可致肾萎缩并发展为肾衰竭。

肠系膜动脉粥样硬化：可能引起消化不良、肠道张力减低、便秘和腹痛等症状。血栓形成时，有剧烈腹痛、腹胀和发热。肠壁坏死时，可引起便血、麻痹性肠梗阻和休克等症状。

四肢动脉粥样硬化：以下肢动脉较多见，由于血供障碍而引起下肢发凉、麻木和典型的间歇性跛行，即行走时发生腓肠肌麻木、疼痛以至痉挛，休息后消失，再走时又出现；严重者可持续性疼痛，下肢动脉尤其是足背动脉搏动减弱或消失。如动脉管腔完全闭塞时可产生坏疽。

冠状动脉粥样硬化性心脏病（coronary atherosclerotic heart disease）：指冠状动脉发生粥样硬化引起管腔狭窄或闭塞，引起心肌缺血缺氧或坏死而引起的心脏病，简称冠心病（coronary heart disease，CHD）。

冠心病的病因尚未完全确定，目前公认的心血管危险因素包括：年龄、性别、种族、家族史、血脂异常、吸烟、糖尿病、高血压、腹型肥胖、缺乏运动、饮食缺少蔬菜水果、精神紧张。除年龄、性别、家族史和种族不可改变，其他8种心血管危险因素都是可以改变的，因此也是可以预防的。除上述已知的危险因素，血小板的激活是动脉粥样硬化性心血管事件的最终共同环节，因此抗血小板治疗也是一级预防的重要内容。

我国流行病学研究资料表明：血脂异常是冠心病发病的危险因素。由于脂质代谢异常，血液中的脂质沉着在原本光滑的动脉内膜上，在动脉内膜一些类似粥样的脂类物质堆积而成白色斑块，这些斑块渐渐增多造成动脉腔狭窄，使血流受阻，当冠状动脉管腔存在显著的固定狭窄（＞50%~75%），安静时尚能代偿，而运动、心动过速、情绪激动造成心肌需氧量增加时，可导致短暂的心肌供氧和需氧的不平衡，称为"需氧增加性心肌缺血"，引起慢性稳定型心绞痛发作。另外，由于不稳定性粥样硬化斑块发生破裂、糜烂或出血，继发血小板聚集或血栓形成导致管腔狭窄程度急剧加重，或冠状动脉发生痉挛，均可使心肌氧供应减少，清除代谢产物也发生障碍，称之为"供氧减少性心肌缺血"。这是引起急性冠状动脉综合征（acute coronary syndrome，ACS）的主要原因。

二、调脂药物治疗原则和方案

（一）调脂药物治疗原则

1. 总体心血管危险评估　血脂异常是冠心病发病的危险因素，临床在确定调脂治疗方案前，应根据患者是否已有冠心病或冠心病等危症以及有无心血管危险因素，并结合血脂水平综合评估心血管病的发病危险，将人群进行危险分层，从而指导血脂异常的干预。

在进行危险评估时，已诊断 ASCVD 者直接列为极高危人群；符合如下条件之一者直接列为高危人群：① LDL-C 水平不低于 4.9mmol/L（190mg/dl）；

② LDL-C 水平介于 1.8~4.9mmol/L（70~190mg/dl）之间且年龄在 40 岁及以上的糖尿病患者。符合上述条件的极高危和高危人群不需要按危险因素个数进行 ASCVD 危险分层。不具有以上 3 种情况的个体，在考虑是否需要调脂治疗时，应按照图 4-1 流程进行未来 10 年间 ASCVD 总体发病危险的评估。临床应根据个体 ASCVD 危险程度，决定是否启动药物调脂治疗。

冠心病和冠心病等危症患者，在未来 10 年内均具有极高的发生缺血性心血管病事件的综合危险，需要积极降脂治疗。冠心病包括：急性冠状动脉综合征（包括不稳定型心绞痛和急性心肌梗死）、稳定型心绞痛、陈旧性心肌梗死、有客观证据的心肌缺血、冠状动脉介入治疗（PCI）及冠状动脉旁路移植术（CABG）后患者。冠心病等危症是指非冠心病者 10 年内发生主要冠状动脉事件的危险与已患冠心病者同等，新发和复发缺血性心血管病事件的危险概率高于 15%，以下情况属于冠心病等危症：①有临床表现的冠状动脉以外动脉的动脉粥样硬化：包括缺血性脑卒中、周围动脉疾病、腹主动脉瘤和症状性颈动脉病（如短暂性脑缺血）等；②糖尿病；③有多种危险因素其发生主要冠状动脉事件的危险相当于已确立的冠心病，心肌梗死或冠心病死亡的 10 年危险概率大于 20%。

血脂异常危险评估相关的心血管危险因素包括：①高血压；②吸烟；③低 HDL-C 血症；④肥胖（$BMI \geq 28kg/m^2$）；⑤早发缺血性心血管病家族史（一级男性亲属发病时年龄低于 55 岁，一级女性亲属发病时年龄低于 65 岁）；⑥年龄（男性不低于 45 岁，女性不低于 55 岁）。对 10 年 ASCVD 发病危险为中危且年龄低于 55 岁的人群，《中国成人血脂异常防治指南（2016 年修订版）》增加了进行 ASCVD 余生危险评估的建议，以利于早期识别 ASCVD 余生危险为高危的个体，并进行积极干预。

符合下列任意条件者，可直接列为高危或极高危人群

极高危：ASCVD 患者

高危：（1）LDL-C ≥ 4.9mmol/L（或）TC ≥ 7.2mmol/L

　　　（2）糖尿病患者 1.8mmol/L ≤ LDL-C < 4.9mmol/L（或）3.1mmol/L ≤ TC < 7.2mmol/L，且年龄 ≥ 40 岁

不符合者，评估 10 年 ASCVD 发病危险

危险因素个数 *	血清胆固醇水平分层（mmol/L）		
	3.1 ≤ TC < 4.1（或）1.8 ≤ LDL-C < 2.6	4.1 ≤ TC < 5.2（或）2.6 ≤ LDL-C < 3.4	5.2 ≤ TC < 7.2（或）3.4 ≤ LDL-C < 4.9

图 4-1　ASCVD 危险评估流程图

无高血压	0~1个	低危（＜5%）	低危（＜5%）	低危（＜5%）
	2个	低危（＜5%）	低危（＜5%）	中危（5%~9%）
	3个	低危（＜5%）	中危（5%~9%）	中危（5%~9%）

有高血压	0个	低危（＜5%）	低危（＜5%）	低危（＜5%）
	1个	低危（＜5%）	中危（5%~9%）	中危（5%~9%）
	2个	中危（5%~9%）	高危（≥10%）	高危（≥10%）
	3个	高危（≥10%）	高危（≥10%）	高危（≥10%）

↓ ASCVD10年发病危险为中危且年龄小于55岁者，评估余生危险

具有以下任意2项及以上危险因素者，定义为高危：

收缩压≥160mmHg或舒张压≥100mmHg　　　　BMI≥28kg/m²

非-HDL-C≥5.2mmol/L（200mg/dl）　　　　　　吸烟

HDL-C＜1.0mmol/L（40mg/dl）

注：*：包括吸烟、低HDL-C及男性≥45岁或女性≥55岁。慢性肾病患者的危险评估及治疗请参见特殊人群血脂异常的治疗。ASCVD：动脉粥样硬化性心血管病；TC：总胆固醇；LDL-C：低密度脂蛋白胆固醇；HDL-C：高密度脂蛋白胆固醇；非-HDL-C：非高密度脂蛋白胆固醇；BMI：体重指数。1mmHg=0.133kPa

图4-1　ASCVD危险评估流程图（续）

2. 血脂治疗目标　动脉粥样硬化性心血管病（atherosclerosis cardiovas-cular disease，ASCVD）与LDL水平升高密切相关，75%的致动脉粥样硬化性的脂蛋白为LDL。低LDL水平者，即便有吸烟、高血压、低高密度脂蛋白胆固醇（HDL-C）水平或糖尿病等其他危险因素，也不会导致早发的ASCVD；而当LDL水平足以诱发动脉粥样硬化时，以上危险因素可以起到加速病变发展的作用。因此，降低LDL-C并终生维持其处于较低水平，是预防ASCVD的关键，在进行调脂治疗时，应将降低LDL-C水平作为首要目标（表4-1）。

表4-1　CVD预防治疗目标的脂质分析建议

推荐意见	证据等级
LDL-C被推荐为治疗目标	Ⅰ/A
若其他血脂指标情况不明，应考虑将总胆固醇作为治疗目标	Ⅱa/A
高TG的血脂异常，应评估TG水平	Ⅱa/B

推荐意见	证据等级
混合型高脂血症、糖尿病、代谢综合征或 CKD 患者,非 -HDL- 胆固醇(non-HDL-C)应作为次要治疗目标	IIa/B
载脂蛋白(Apo B)作为次要治疗目标	IIa/B
不推荐 HDL-C 作为治疗目标	III/C
不推荐 Apo B/Apo A₁ 和非 -HDL-C/HDL-C 比值作为治疗目标	III/C

2013 年国际动脉粥样硬化学会(international atherosclerosis society, IAS)发布的《全球血脂异常诊治建议》提出长期风险分级优于短期风险分级,并根据终生危险评估指导一级预防,对 LDL-C 水平进行长期临床干预。明确 LDL-C 的理想水平(生命中发生 ASCVD 风险最小的水平)和治疗目标(在特定的风险水平中所达到的一个可接受的低风险水平)在一级预防中非常重要。为尽可能将 LDL-C 水平控制在理想值范围内,非药物的生活方式干预仍然是所有有心血管病风险者都应尽力做好的一线治疗。针对高危人群的一级预防,理想的 LDL-C 水平应低于 2.6mmol/L(100mg/dl)或非 -HDL-C 水平低于 3.4mmol/L(130mg/dl)。而在低危人群或缺乏其他危险因素的个体中,则理想 LDL-C 水平为低于 2.6~3.3mmol/L(100~129mg/dl)或非 -HDL-C 水平低于 3.4~4.1mmol/L(130~159mg/dl)。2014 年英国国家优化卫生与保健研究所(NICE)《血脂管理指南更新》将开始治疗的阈值从 10 年心血管风险 20% 下调到 10%,大大扩展了他汀类药物治疗的适用范围,从而使更多患者能够得益于心血管病的一级预防(表 4-2)。

表 4-2 2014 年 NICE 指南推荐的一级预防策略

人群	一级预防策略
总体人群	推荐阿托伐他汀 20mg 用于 10 年心血管风险 ≥ 10% 的患者心血管病一级预防(基于 QRISK2)
1 型糖尿病患者	对年龄高于 40 岁、糖尿病史超过 10 年、合并肾病或其他心血管风险因素的 1 型糖尿病患者,推荐阿托伐他汀 20mg 用于 CVD 一级预防
2 型糖尿病患者	对于 10 年 CVD 风险 ≥ 10% 的 2 型糖尿病患者,推荐阿托伐他汀 20mg 一级预防(基于 QRISK2)
慢性肾脏疾病患者	推荐阿托伐他汀 20mg 如果患者非 HDL 胆固醇水平降幅未达 40% 且肾小球滤过率估算值(eGFR)≥ 30ml/(min·1.73m²),建议增加剂量;对于 eGFR < 30ml/(min·1.73m²)的患者,可在肾病专科医生指导下用较高剂量

二级预防应该是全面的,要涵盖所有动脉硬化的危险因素,包括戒烟、控制血压、控制血糖等,这样才能收到最佳效果,适用于所有确诊的 ASCVD 患者,包括有冠心病、卒中、外周动脉疾病、颈动脉疾病或其他动脉粥样硬化性血管疾病史的患者。LDL-C 的治疗目标各国指南的推荐略有不同。

2007 年《中国成人血脂异常防治指南》中 ACS 和缺血性心血管病合并糖尿病属于极高危,LDL-C 治疗目标值< 2.07mmol/L(80mg/dl)。

2011 年《ESC/EAS 血脂异常管理指南》将极高危人群界定得更广泛,已有心血管病(CVD)、2 型糖尿病(T2DM)或 1 型糖尿病(T1DM)伴微量白蛋白尿、单个危险因素很高或慢性肾脏病(CKD)患者均属于极高危或高危患者,需要积极管理所有危险因素,当高危和极高危患者的 LDL-C 水平高于 2.6mmol/L(100mg/dl)和 1.8mmol/L(70mg/dl)时,推荐立即启动药物治疗。同时对于心肌梗死患者,无论 LDL-C 水平如何均应启动他汀治疗,见表 4-3;LDL-C 治疗目标的建议见表 4-4。

表 4-3 ACS 人群的治疗建议

异同		2011 年 ESC/EAS 指南	2007 年中国指南
相同		均属于极高危	
		均强调:无论基线 LDL-C 水平如何,都应尽早启动他汀治疗	
不同	启动时间	入院后 1~4 天内	尽早(但无具体定义)
	治疗目标	LDL-C 水平低于 1.8mmol/L(70mg/dl)或在原有基线上降低幅度大于 50%	LDL-C 水平低于 2.07mmol/L(80mg/dl)或在原有基线上降低幅度大于 40%

表 4-4 LDL-C 治疗目标的建议

危险程度	患者类型	目标值	证据等级
极高危	CVD、T2DM、T1DM 合并靶器官损害、中重度 CKD、SCORE 评分≥ 10%	LDL-C < 1.8mmol/L(70mg/dl)或在原有基线上降低≥ 50%	I/A
高危	单个危险因素显著升高 5%≤ SCORE < 10%	LDL-C < 2.6mmol/L(100mg/dl)	IIa/A
中危	1%≤ SCORE < 5%	LDL-C < 3.0mmol/L(115mg/dl)	IIa/C
低危	SCORE 评分< 1%	未推荐	

2013 年《ACC/AHA 降低成人动脉粥样硬化性心血管风险血胆固醇治疗指南》提出根据风险等级不同，推荐不同血脂达标水平。指南的制定主要依据是固定剂量的他汀类药物治疗动脉粥样硬化性心血管病（非致命性心肌梗死、冠心病所致的死亡、非致命性和致命性卒中）的随机对照的临床试验结果。如果按照新的标准，以下四组患者在他汀类药物治疗中能够明显获益（见图 4-2）：

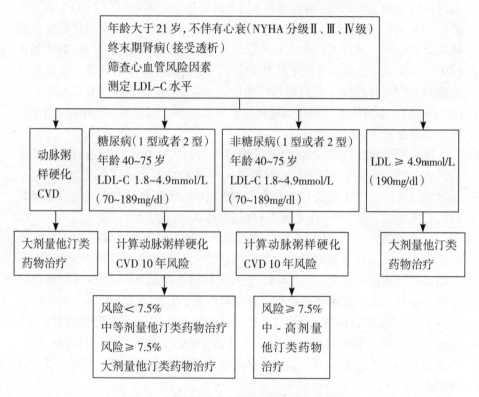

图 4-2　他汀治疗中能够明显获益的四组患者

从上图可以看出，以下四组人群，推荐高剂量的他汀治疗：①临床上确诊的动脉粥样硬化性心血管病的患者（包括急性冠脉综合征、既往有心肌梗死病史、稳定和不稳定型心绞痛、冠状动脉或者其他动脉的血管成形术、卒中、短暂缺血发作或者外周动脉疾病）；②基线时 LDL-C 水平不低于 4.9mmol/L（190mg/dl）的患者；③1 型或 2 型糖尿病患者，且 LDL-C 水平不低于 1.8mmol/L（70mg/dl）；④按照新的风险评估，计算出 10 年内动脉粥样硬化性心血管病发生风险不低于 7.5%，且 LDL-C 水平不低于 1.8mmol/L（70mg/dl）的患者。

不能耐受高剂量他汀类药物治疗的患者（曾经出现过他汀类药物不良反应，包括肾脏、肝脏损伤；其他严重合并症；既往有他汀类药物不耐受史，同时服用影响他汀类药物代谢的其他药物;年龄大于 75 岁;没有明确病因出现的谷丙转氨酶大于正常上限值的 3 倍),以及 10 年内发生动脉粥样硬化性心血管病的风险小于 7.5% 的糖尿病患者,推荐中等剂量的他汀类药物治疗。

3. 调脂治疗药物　在冠心病的调脂治疗药物中,他汀类药物占有举足轻重的地位。2010 年公布的胆固醇治疗试验(CTT)荟萃分析包括 26 项关于他汀类药物的随机试验,纳入超过 170 000 名患者。结果表明 LDL-C 水平每降低 1mmol/L,全因死亡下降 10%,冠心病死亡下降 20%,主要冠状动脉事件风险降低 23%。他汀类药物的心血管获益与基线 LDL-C 水平无关,即使基线 LDL-C 水平低于 2mmol/L 时,患者也能从他汀类药物治疗中获益。强化他汀类药物治疗与常规他汀类药物治疗相比,1 年后两组患者的 LDL-C 水平相差 0.51mmol/L,而强化组的冠状动脉死亡和非致死性心肌梗死发生率降低 13%,冠状动脉血运重建降低 19%。

他汀类药物疗法减少 ASCVD 的事件中,包括 2010 年 CTT 进行个体荟萃分析的 RCT,高强度他汀类药物疗法平均降低 LDL-C 水平不低于 ≥ 50%,中强度他汀类药物疗法降低 LDL-C 水平 30%~50%,低强度他汀类药物疗法降低 LDL-C 水平低于 < 30%(详见表 2-4 他汀类药物治疗的剂量强度)。

目前的证据显示,服用不同的他汀类药物推荐最大剂量降低 LDL-C 水平的能力不同。他汀类药物所带来的临床益处来自 LDL-C 水平降低的程度,而与他汀类药物的种类无关(表 4-5),选择药物时可遵循下列流程:①评估患者总体心血管风险;②管理患者心血管风险因素;③确定该患者所处的危险分层的 LDL-C 水平目标值;④计算为达到该目标 LDL-C 水平需降低的百分比;⑤选择一个能达到该目标值的他汀类药物;⑥根据他汀类药物治疗的反应,逐渐加量滴定至合适剂量;⑦如果单用他汀类药物不能达到目标值,考虑联合用药。

表 4-5　他汀类药物对高胆固醇血症患者脂质和脂蛋白影响的比较

他汀类药物(mg)					脂质和脂蛋白的改变水平(%)			
阿托伐他汀	辛伐他汀	洛伐他汀	普伐他汀	氟伐他汀	TC	LDL-C	HDL-C	TG
—	10	20	20	40	−22	−27	4~8	−10~−15
10	20	40	40	80	−27	−34	4~8	−10~−20
20	40	80			−32	−41	4~8	−15~−25
40	80				−37	−48	4~8	−20~−30
80					−42	−55	4~8	−25~−35

（二）调脂药物治疗方案

调脂治疗在冠心病的防治中占有重要的位置，在目前的指南中推荐患者在没有禁忌证的情况下尽早应用。他汀类药物能有效降低 TC 和 LDL-C 水平，还有延缓斑块进展、稳定斑块和抗炎等调脂以外的作用。所有冠心病患者，无论其血脂水平如何，均应给予他汀类药物，并根据目标 LDL-C 水平调整剂量。服用不同的他汀类药物推荐最大剂量降低 LDL-C 水平的能力不同（见表4-5）。他汀类药物所带来的临床益处来自 LDL-C 水平降低的程度，而与他汀类药物的种类无关。

1. 稳定型心绞痛的调脂治疗方案　他汀类药物降低胆固醇可明显减少冠心病患者的心血管事件和病死率。调脂治疗在冠心病防治中的初步结果表明，血浆胆固醇水平降低 1%，冠心病事件发生的危险性可降低 2%。基于从不同人群（包括血胆固醇水平明显升高或无明显升高的心血管高危人群）的多个大规模临床研究一致显示，应用他汀类药物降脂治疗可显著降低各种心血管事件约 30%，降低脑卒中约 30%，且心血管事件绝对危险的下降程度与胆固醇下降的绝对值密切相关。冠心病一级、二级预防试验证明即使在血清胆固醇正常的情况下，应用他汀类药物能降低冠心病死亡率和心脏事件（见表4-6）。阿托伐他汀与血管重建术比较研究（AVERT）证实对稳定型心绞痛患者预防心脏缺血性事件发生，积极的降脂治疗至少与介入治疗同样有效。

表4-6　他汀类药物有关的大规模临床一级、二级预防试验结果

临床预防试验	入选人次	药物	剂量	LDL-C平均降低	冠脉事件降低	总死亡率降低
4S	4444	辛伐他汀	20~40mg	35%	34%	30%
CARE	4159	普伐他汀	40mg	32%	24%	
LIPID	9014	普伐他汀	40mg	25%	24%	22%
WOSCOPS	6596	普伐他汀	40mg	26%	31%	22%
AFCAPS/TexCAPS	6605	洛伐他汀	20~40mg	25%	37%	

根据 2007 年《中国慢性稳定型心绞痛诊断与治疗指南》，冠心病患者 LDL-C 水平的目标值应低于 2.60mmol/L（100mg/dl），对于极高危患者（确诊冠心病合并糖尿病或急性冠状动脉综合征），治疗目标为 LDL-C 水平低于 2.07mmol/L（80mg/dl）也是合理的。选择这一治疗目标还可扩展到基线 LDL-C 水平低于 2.60mmol/L（100mg/dl）的极高危患者。为达到更好的降脂效果，在他汀类药物类治疗基础上，可加用胆固醇吸收抑制剂依折麦布 10mg/d。高甘油三酯血症或低高密度脂蛋白血症的高危患者可考虑联合服用

降低 LDL-C 水平药物和一种贝特类药物(非诺贝特)或烟酸。高危或中度高危者接受降 LDL-C 水平药物治疗时,治疗的强度应足以使 LDL-C 水平至少降低 30%~40%。

2. 急性冠状动脉综合征的调脂治疗方案　ACS 是由于斑块破裂或糜烂并发血栓形成、血管痉挛及微血管栓塞等多因素作用下所导致的急性或亚急性心肌供氧减少,可分为 ST 段抬高型心肌梗死(STEMI)和非 ST 段抬高急性冠脉综合征(NSTE-ACS)。

从病因及发病机制可以看出,稳定斑块、防止冠脉血栓形成发展显得尤为重要。有研究认为,动脉粥样硬化是一种慢性炎症性疾病。然而,LDL 可能是这种慢性炎症的始动和维持的基本要素,他汀类药物除能显著降低 LDL-C 水平外,还具有抗炎、改善内皮功能、抑制血小板聚集的多效性。循证医学为冠心病患者从他汀类药物强化降脂中获益提供了充分的证据,MIRACL、PROVE-IT22、A to Z 等研究结果显示 ACS 患者应用他汀类药物治疗可显著减少心肌缺血事件再发,REVERSAL、ASTEROID、METEOR 等研究则证实强化调脂治疗具有显著延缓动脉粥样硬化斑块进展的作用。因此,所有无禁忌证的 STEMI 患者入院后应尽早开始他汀类药物治疗,且无须考虑胆固醇水平(Ⅰ,A)。他汀类药物治疗的益处不仅见于胆固醇升高患者,也见于胆固醇正常的冠心病患者。所有心肌梗死后患者都应该使用他汀类药物将 LDL-C 水平控制在 2.60mmol/L(100mg/dl)以下。现有的资料证实,对心肌梗死后的患者及早开始强化他汀类药物治疗可以改善其临床预后。

指南推荐 NSTE-ACS 患者应在入院 24 小时内测定空腹血脂水平(Ⅰ,C)。如无禁忌证,无论基线 LDL-C 水平如何,所有患者(包括 PCI 术后)均应给予他汀类药物治疗(Ⅰ,A),使 LDL-C 水平达到低于 2.60mmol/L(100mg/dl)(Ⅰ,A),进一步降至低于 1.82mmol/L(70mg/dl)是合理的(Ⅱa,A)。如果甘油三酯水平不低于 5.65mmol/L,推荐在降低 LDL-C 水平前预防胰腺炎的治疗选用贝特类药物或烟酸。LDL-C 水平达标后,长期维持治疗,有利于冠心病二级预防。

NSTE-ACS 患者二级预防推荐:长期使用他汀类药物使 LDL-C 水平降至低于 2.07mmol/L(80mg/dl)(Ⅰ,A),进一步降至低于 1.82mmol/L(70mg/dl))是合理的(Ⅱa,A)。LDL-C 水平未达标时,联合使用胆固醇吸收抑制剂或其他降脂药物。LDL-C 水平达标后,若甘油三酯水平高于 2.26mmol/L,则联合使用贝特类药物或烟酸类药物(Ⅰ,B);甘油三酯水平高于 1.70mmol/L 且改善生活方式治疗 3 个月后仍高时,应加用贝特类药物或烟酸类药物(Ⅱa,C)。

由于血脂异常与饮食和生活方式有密切关系,所以饮食治疗和改善生活方式是血脂异常治疗的基础措施。无论是否进行药物调脂治疗都必须坚持控制饮食和改善生活方式。

三、调脂药学监护原则和要点

血脂异常是动脉粥样硬化性心血管病的重要危险因素,降低胆固醇水平,尤其是低密度脂蛋白胆固醇水平,可以显著降低心血管病的患病率和病死率。目前临床使用的调脂药物中,以他汀类药物应用最广泛,二十年的循证历程奠定了此类药物在动脉粥样硬化性疾病一级和二级预防中的基石地位,因此他汀类药物的使用也是本章药学监护的重点。

(一)调脂药物治疗评估

药学监护首先需要进行评估,主要包括患者基本情况的评估和药学评估。

1. 基本情况评估　基本情况评估包括患者性别、年龄、体重、既往病史、现病史、用药史等信息,同时应详细了解患者生活方式,如饮食、运动情况等,重点关注患者既往用药史,尤其是调脂药物既往用药情况,掌握患者用药经验及依从性,了解患者是否曾经出现调脂药物相关的不良反应,为调脂药物的选择以及有针对性进行药学监护和宣教提供参考,具体见附表2-1。

2. 药学评估　药学评估包括对适应证、药物选择及疗效评估、风险评估、随访等四部分内容,具体见附表2-2。

(1)适应证:首先需要评估患者是否有用药适应证。药师需要识别不必要的药物治疗,包括:无适应证用药;重复治疗,即患者仅需要单个调脂药物治疗时,联合了多种调脂药物治疗;为避免药物不良反应而处方的药物,如为避免调脂药物可能导致的转氨酶升高而预防性使用护肝药物等情况。

(2)药物选择及疗效评估:对于药物品种的遴选,一般首选他汀类药物。根据患者 LDL-C 或 TC 水平与目标值间的差距,不同他汀类药物特点(包括作用强度、安全性和药物相互作用等)及患者的实际情况选择合适的他汀类药物,同时也需要评估所选药物是否存在剂量过高或过低,给药频次及给药时间是否合适等。

治疗期间还需动态监测血脂,尤其 LDL-C 水平,评估药物疗效。如血脂水平较高,单用一种他汀类药物的标准剂量不足以达到治疗要求,可以选择他汀类药物与其他降脂药联合治疗。

(3)风险评估:风险评估尤其重要,他汀类药物主要风险为肌病,建议重点监护存在肌病高危因素的患者,包括:老年患者(尤其年龄高于80岁者);身体瘦小纤弱女性患者;大剂量他汀药物的使用者;与贝特类等药物的联合使用者;合并多系统疾病者,如慢性肾功能不全,尤其糖尿病肾病;甲状腺功能减退者;处于围术期等其他情况的患者。

药师首先应对症状进行监测,关注患者是否出现肌肉症状,通常表现为沉重感、僵硬感或痛性痉挛,多为累及近端肌肉的对称性疼痛,一般伴有乏力或乏力是仅有的临床表现。如患者出现肌肉症状，药师还应评估是否存在诱发和加重肌病的情况，例如剧烈运动、同时给予 CYP3A4 抑制剂、滥用酒精等因素，对症状严重者可立即停药，并及时复查肌酸激酶、肌红蛋白等实验室指标。此外，为避免与常见心血管药物相互作用导致不良反应，还应对合并用药进行评估。

（4）随访：随访目的为评价长期调脂药物治疗对患者产生的积极或不良影响，可采用电话随访或与患者面对面对话以获取相关信息，包括治疗效果、药物不良反应等内容，该方法也是发现新的药物治疗问题的有效途径。经随访评估后，若患者未达治疗目标或出现新的治疗问题，应及时与患者主管医生沟通，予调整治疗方案，或采取适当措施解决问题。

（二）调脂药学监护要点

1. 疗效监护　本章涉及的心血管病主要为冠心病和外周动脉疾病，目的是降低近、远期心血管事件发生率和死亡率，最终改善患者预后。根据目前指南推荐，目标为 LDL-C 水平达到 1.8mmol/L（70mg/dl），如不能降到 1.8mmol/L，则以降低 50% 为标准，即遵循"1850"原则。

疗效监护要点：患者入院后应常规在 24 小时内进行基线血脂水平检测，为长期他汀类药物选择及目标值确定提供参考。建议 LDL-C 水平达到低于 1.8mmol/L（70mg/dl）或降幅大于 50%，他汀类药物治疗 3~6 个月后应复查血脂水平，并可适当调整他汀类药物剂量，确保达到目标值。

2. 与心血管病常用药物联合应用时的药学监护　超过 50% 的不良反应是他汀类药物与其他药物发生相互作用所致，尤其心血管病患者，使用的抗心律失常药物、钙离子拮抗剂等都可能使他汀类药物生物利用度增加，血药浓度升高，从而增加不良反应，特别是肌病风险，对于存在高龄、肝肾功能异常、曾有他汀类药物不良反应史、低体重、甲状腺功能减退等高危因素患者尤是如此。因此不良反应监护中，药物相互作用尤其重要，相互作用信息见表 4-7。

表 4-7　他汀类药物与常见心血管药物相互作用信息表

药物	辛伐他汀	氟伐他汀	瑞舒伐他汀	阿托伐他汀	普伐他汀
胺碘酮	剂量 ≤ 20mg/d				
维拉帕米					
地尔硫䓬					
氨氯地平	剂量 ≤ 40mg/d	无临床显著影响			
华法林	开始、结束及调整他汀类药物时监测 INR			无临床显著影响	
地高辛	需监测地高辛血药浓度	无临床显著影响		需监测地高辛血药浓度	普伐他汀 AUC 有增高趋势

注：以上信息主要参考药品说明书

（1）胺碘酮：胺碘酮为广谱抗心律失常药物，在心内科应用广泛，该药也是细胞色素 P-450 同工酶 CYP3A4 抑制剂，可增加由此酶代谢的他汀类药物的血药浓度，从而增加毒性危险。目前已有较多关于他汀类药物与胺碘酮合用时增加罕见横纹肌溶解发生的报道，而一旦发生，患者除肌肉损害外，还可能出现严重肾损害，甚至发展成为肾衰竭并导致死亡。FDA 就药物联用的安全性问题发出过多次警告，并修改说明书以黑框警示，提醒临床注意药物合用风险。药品说明书中对辛伐他汀和胺碘酮联用有明确剂量限制，其他经 CYP3A4 酶代谢的他汀类药物与胺碘酮联用时也不建议使用高剂量。

（2）钙离子拮抗剂：钙离子拮抗剂能通过抑制 CYP3A4 升高他汀类药物的血药浓度。Jacobson 研究发现，普伐他汀单用和与维拉帕米合用相比较，普伐他汀的药动学没有明显的影响；但辛伐他汀与维拉帕米合用，与单用辛伐他汀相比，辛伐他汀的 AUC 增加约 4 倍，C_{max} 增加 5 倍。已有辛伐他汀与钙离子拮抗剂联用出现横纹肌溶解的报道。根据现有证据，FDA 对辛伐他汀与钙离子拮抗剂（维拉帕米、地尔硫䓬、氨氯地平）联用时给出明确剂量限制。

（3）抗栓药物

1）华法林：目前有华法林联合使用他汀类药物，患者 INR 升高的个案报道，但并不明确，也未见华法林升高他汀类药物血药浓度相关报道。建议两药联用期间，可根据需要适当监测 INR。

2）氯吡格雷：虽然有氯吡格雷和他汀类药物（阿托伐他汀、洛伐他汀、辛伐他汀）合用时，发生横纹肌溶解的报道，其可能机制是他汀类药物与氯吡格雷竞争性结合 CYP3A4 的结合位点；一些小样本研究也提示经 CYP3A4 代谢的他汀类药物会降低氯吡格雷抗血小板的能力。但目前仍然缺乏足够证据支持他汀类药物与氯吡格雷之间有无相互作用。建议药师临床实践中可以密切观察两药联用可能出现的不良反应。

（4）地高辛：地高辛是 P 糖蛋白抑制剂，已有辛伐他汀与地高辛合用，引起重度横纹肌溶解的报道；他汀类药物也能通过抑制 P 糖蛋白，使地高辛排入肠腔受阻，使后者血药浓度升高。建议联合使用两药前评估肌病风险，关注患者是否出现肌肉症状；对同时合并高龄、低体重、肾功能受损、心力衰竭、低血钾等洋地黄中毒的高危因素的患者，也需密切监测患者是否出现洋地黄中毒表现，必要时监测地高辛血药浓度。

药物联用监护要点：为了提高他汀类药物使用的安全性，应教育患者认识和报告他汀类药物肌肉方面的症状，当必须使用与他汀类药物代谢有相互作用药物时，注意调整他汀类药物的种类或剂量以减少药动学方面的相互作用。需要注意的是，由于不同个体对他汀类药物的剂量敏感性存在差异，且临床存在很多混杂因素，因此很难量化药物相互作用影响。但药师在临床实践过程中仍然有必要重视存在潜在相互作用的联合用药,避免药物严重不良反应发生。

3. 随访监测指标

(1)肌酸激酶(CK):不同他汀类药物的严重肌肉不良事件发生率存在差别,但总体发生率低,无症状的轻度 CK 水平升高较常见。建议在他汀类药物治疗开始前检测 CK 水平,治疗开始后,除非出现肌肉症状(肌痛、乏力),或出现提示肌力下降、肌红蛋白尿等肌毒性的体征,否则不推荐常规监测 CK 水平。

(2)肝功能:在开始他汀类药物治疗前应进行转氨酶(AST、ALT)检测,了解基线水平,之后根据临床情况进行检测。所有他汀类药物治疗均可引起转氨酶升高,发生率不到 0.5%~2.0%,且呈剂量依赖性,减少他汀类药物剂量通常可逆转。单纯转氨酶升高不代表肝脏损伤,与他汀类药物治疗相关的肝功能衰竭病例罕见,且在个体患者中无法预测,所以常规定期监测对于发现或预防严重肝损伤并无积极作用,因此不建议常规定期检测转氨酶。

转氨酶水平低于 3 倍正常上限值的升高不应视为他汀类药物治疗的禁忌证。如果转氨酶水平高于 3 倍正常上限值或有较大幅度的持续升高,应暂时中断他汀类药物治疗,待转氨酶正常后再考虑继续或换用他汀类药物治疗。非酒精性脂肪肝、慢性肝病、代偿性肝硬化均不是他汀类药物治疗的禁忌证。但已有严重急性肝损伤或活动性肝炎患者应该慎重评价获益与风险的关系。

(3)甲状腺功能:甲状腺功能减低患者使用他汀类药物容易发生肌病,原因可能为甲状腺功能减低可致胆固醇升高,未纠正的情况下使用他汀类药物,降脂疗效欠佳,而加大剂量则易引起肌病,故建议初始治疗前获取甲状腺功能指标基线资料,如有甲状腺功能减低情况存在,应先予纠正,避免肌病发生。

(4)血糖:他汀类药物治疗轻微增加新发糖尿病风险。2012 年 FDA 批准他汀类药物说明书的变更,新说明书指出,他汀类药物可以提高血糖和糖化血红蛋白 HbA1c 水平。一项涉及 13 项他汀类药物临床研究的荟萃分析结果显示,在平均 4 年时间的随访过程中,发现 91 140 名患者中有 4278 名患者出现了新发的糖尿病,而他汀类药物治疗组与对照组相比增加了 9% 的新发糖尿病,目前循证证据表明不同类型他汀类药物在引起新发糖尿病方面无明显差异。

虽然他汀类药物治疗轻微增加新发糖尿病风险,但其心血管获益远大于新发糖尿病风险,因此,目前指南并未改变现有的治疗推荐。考虑本章涉及的心血管病患者需要长期使用他汀类药物,建议对无合并糖尿病患者在获取基线血糖水平的基础上,每 6~12 个月可复查血糖水平;对合并空腹血糖受损或合并代谢综合征的冠心病的患者,建议每 3~6 个月复查血糖水平及 HbA1c 水平。

随访监测指标监护要点:患者入院后常规进行 CK、肝肾功能、甲状腺功能、血糖等检测,了解基线情况,之后根据临床需要进行检测,及时发现潜在不良反应。如用他汀类药物后发生明显的不良反应,例如肌痛、乏力,CK 或 ALT、AST

水平升高超越安全限度,应积极寻找原因,并可根据检查结果评估是否需要减量或立即停止使用他汀类药物,待相关指标恢复正常后,重新评估是否继续用药。

本章小结:

中国患者血脂治疗现状不容乐观,2013 年公布的"DYSIS-China 研究"是目前中国血脂领域最有代表性的研究之一。研究结果显示,中国人群使用他汀类药物单药治疗的患者比例为 87.1%,LDL-C 水平的达标率仅为 61.5%;极高危和高危患者中,LDL-C 水平的达标率分别仅为 39.7% 和 54.8%。再者他汀类药物必须长期服用才能获益,且存在较为复杂的药物相互作用。因此如何在安全用药的前提下,选择合适的药物以及适当的剂量尤其重要,药师应在其中发挥积极作用,尤其药物相互作用方面。当然,需要明确的是,调脂治疗固然重要,但仅仅是手段,降脂幅度或达标比例只是一个中间指标,降低心血管事件发生风险,达到动脉粥样硬化性疾病的防治才是最终目的。

（苏州大学附属第一医院　周　玲;广东省人民医院　刘晓琦）

参 考 文 献

1. European Association for Cardiovascular Prevention & Rehabilitation. ESC/EAS Guidelines for the management of dyslipidaemias: the Task Force for the management of dyslipidaemias of the European Society of Cardiology(ESC)and the European Atherosclerosis Society(EAS). Eur Heart J, 2011, 32(14): 1769-1818.

2. 中国成人血脂异常防治指南修订联合委员会. 中国成人血脂异常防治指南(2016 年修订版). 中国循环杂志, 2016, 31(10): 937-953.

3. 中华医学会心血管病学分会,中华心血管病杂志编辑委员会. 急性 ST 段抬高型心肌梗死诊断和治疗指南. 中华心血管病杂志, 2010, 38(8): 675-690.

4. STONE NJ, ROBINSON J, LICHTENSTEIN AH, et al. 2013 ACC/AHA guideline on the treatment of blood cholesterol to reduce atherosclerotic cardiovascular risk in adults: a report of the American College of Cardiology/American Heart Association Task Force on Practice Guidelines. J Am Coll Cardiol, 2013, 63(25 Pt B): 2889-2934.

5. 中华医学会心血管病学分会,中华心血管病杂志编辑委员会. 慢性稳定性心绞痛诊断与治疗指南. 中华心血管病杂志, 2007, 35(3): 195-206.

6. 中华医学会心血管病学分会,中华心血管病杂志编辑委员会. 非 ST 段抬高急性冠状动脉综合征诊断和治疗指南. 中华心血管病杂志, 2012, 40(5): 353-367.

7. SATTAR N, PREISS D, MURRAY HM, et al. Statins and risk of incident diabetes: a collaborative meta-analysis of randomised statin trials. The Lancet, 2010, 375(9716): 735-742.

第五章 脑血管病调脂治疗药学监护

一、疾病简介

脑血管病(cerebrovascular disease)是指脑血管病变引起的脑功能障碍。主要好发于中老年人,有发病率高、病死率高、致残率高和复发率高的"四高"特点,与心脏病和恶性肿瘤占人类自然死亡原因的前三位。

急性脑血管病主要分为缺血性脑血管病和出血性脑血管病。多数脑血管病发生是由高血压、高血糖、高血脂、心脏病、吸烟等危险因素引起的脑动脉粥样硬化导致。血脂异常包括高胆固醇血症、高密度脂蛋白降低、低密度脂蛋白增高及高甘油三酯血症都是动脉粥样硬化的危险因素。粥样硬化性闭塞或血栓形成,是造成缺血性脑血管病的核心环节。因为脂质代谢异常等原因,脑动脉内膜同样会形成类似粥样的脂质物质斑块,由于斑块内新生的血管破裂形成血肿,使斑块进一步隆起,以至于闭塞管腔,导致供血中断;或因斑块表面纤维帽破裂,粥样物质进入血流和坏死组织形成胆固醇栓子,引起动脉管腔狭窄。

二、调脂药物治疗原则和方案

(一)调脂药物治疗原则

1. 调脂治疗目标　对低密度脂蛋白胆固醇(low-density lipoprotein cholesterol, LDL-C)的干预是缺血性卒中或 TIA 卒中一级和二级预防策略的最重要组成部分。此外,观察性研究资料显示,除 LDL-C 外的其他血脂指标与卒中风险具有独立相关性。血清甘油三酯(triglyceride, TG)水平升高与缺血性卒中和大动脉粥样硬化性卒中相关,血清高密度脂蛋白胆固醇(high-density lipoprotein cholesterol, HDL-C)水平低与缺血性卒中有关,脂蛋白(a)升高与卒中事件有关。

2. 调脂治疗药物　他汀类药物能显著降低 LDL-C 水平。目前针对卒中二级预防的大型研究仅有发表于 2006 年的通过降低胆固醇水平的卒中预防研究（the stroke prevention by aggressive reduction in cholesterol levels study, SPARCL），其入选 4731 名无冠心病史、LDL-C 水平介于 2.6~4.9mmol/L（100~190mg/dl）的卒中或 TIA 患者，随机给予阿托伐他汀 80mg 或安慰剂。平均中位随访时间超过 4.9 年，11.2% 服用阿托伐他汀的患者出现卒中事件；与此同时，13.9% 服用安慰剂的患者出现卒中事件（HR, 0.84; 95%CI, 0.71~0.99; P=0.03）。高剂量阿托伐他汀组与安慰剂组相比，5 年心血管事件风险下降 3.5%（HR, 0.80; 95%CI, 0.69~0.92; P=0.002）。高剂量阿托伐他汀组肝酶或肌酸激酶升高发生率高于安慰剂组，但未发生肝衰竭或肌病。多项临床试验证实它能在不明显增高颅内出血（ICH）风险的情况下有效降低首次卒中风险。包括各种降脂治疗（包括他汀类药物、氯贝丁酯、烟酸、胆酸多价螯合剂、饮食）的大型荟萃分析显示，只有他汀类药物可以降低脑卒中的危险，他汀类药物可以预防全身动脉粥样硬化性病变的进展，降低脑卒中复发风险。并且作为一级预防的药物治疗，长期的他汀类药物治疗在心脑血管显著获益的同时并不显著增加脑出血的风险。用来治疗高血清 TG、低 HDL-C 水平以及高脂蛋白（a）的药物包括贝特类药物、烟酸、胆固醇吸收抑制药，但缺乏资料来确定这些药物在降低复发性卒中风险方面的效果。虽然对涉及贝特类药物和烟酸的临床试验进行的系统评价和汇总分析证实或提示其在降低任何卒中风险方面有益，但其中很多研究要么是在他汀类药物成为标准治疗方案之前进行的，将所有卒中类型混合在一起进行分析，要么主要是对首次卒中风险进行的探讨。因此，目前对于缺血性卒中和 TIA 的调脂治疗药物中仅有他汀类药物为各国指南所推荐。

（二）调脂药物治疗方案

根据 2014 年美国心脏协会（American Heart Association, AHA）和美国卒中协会（American Stroke Association, ASA）卒中一级预防指南，对于 10 年心血管事件高风险的患者，推荐使用他汀类药物进行一级预防，根据风险等级不同，推荐不同血脂达标水平的具体内容同 2013 年《ACC/AHA 降低成人动脉粥样硬化性心血管风险血胆固醇治疗指南》，参见第五章。

目前没有大样本 RCT 专门根据 LDL-C 目标值评估治疗卒中或 TIA 患者的获益情况，所以在这些患者中以特定 LDL-C 目标进行卒中二级预防的获益尚未最终确定，包括 2011 年《ESC/EAS 血脂异常管理指南》、2016 年《中国成人血脂异常防治指南（2016 年修订版）》所规定 LDL-C 下降目标值均从现有的数据进行推测。因此 2014 年 AHA/ASA 和中华医学会神经病学分会在各自的关于卒中和短暂性脑缺血发作患者的卒中预防指南中，对于卒中二级预防未提出 LDL-C 下降目标值。推荐意见见表 5-1。

表5-1 2014年《中国缺血性脑卒中和短暂性脑缺血发作二级预防指南》和2014年《AHA/ASA卒中和短暂性脑缺血发作(TIA)二级预防指南》对血脂异常的推荐意见的比较

2014年《中国缺血性脑卒中和短暂性脑缺血发作二级预防指南》		2014年《AHA/ASA卒中和短暂性脑缺血发作(TIA)二级预防指南》	
推荐	证据级别	推荐	证据级别
对于非心源性缺血性脑卒中或TIA患者,无论是否伴有其他动脉粥样硬化证据,建议高强度他汀类药物,目标是使LDL-C水平降至1.8mmol/L以下或使LDL-C水平下降幅度不低于50%	Ⅰ级推荐A级证据	假定动脉粥样硬化性缺血性卒中或TIA患者,如果LDL-C水平不低于2.6mmol/L,无论有无其他临床ASCVD的证据,均推荐给予强化他汀类药物治疗	Ⅰ级推荐B级证据
对于LDL-C水平低于2.6mmol/L的缺血性脑卒中或TIA患者,推荐高强度他汀类药物治疗	Ⅱ级推荐C级证据	假定动脉粥样硬化性缺血性卒中或TIA患者,如果LDL-C水平低于2.6mmol/L且无其他临床ASCVD的证据,也推荐给予强化他汀类药物治疗	Ⅰ级推荐C级证据
对于有颅内外大动脉粥样硬化性狭窄(狭窄率70%~99%)导致的缺血性脑卒中和TIA患者,推荐高强度他汀类药物治疗,建议目标LDL-C水平低于1.8mmol/L	Ⅰ级推荐B级证据	伴有主动脉弓粥样硬化斑块证据的缺血性卒中和TIA患者,推荐给予他汀类药物治疗	Ⅰ级推荐B级证据
老年人或合并严重脏器功能不全的患者,初始剂量不宜过大	Ⅱ级推荐B级证据		

从两国指南比较,推荐意见大致相同,区别在于:①中国指南尽管缺乏充分证据,仍出于临床评估他汀类药物疗效和依从性的重要参考,制定了LDL-C目标值;②美国指南提出对伴主动脉弓斑块形成导致的卒中或TIA患者使用他汀类药物,但主动脉弓斑块即被认为是动脉粥样硬化的证据,因此实际上这类患者同样需要高强度他汀类药物治疗;③中国指南特别强调了对于颅内外大动脉粥样硬化性狭窄导致的卒中或TIA患者应用高强度他汀类药物治疗,与指南中其他推荐相符;④中国指南强调老年人或合并严重脏器功能不全的患者,初始剂量不宜过大,美国指南虽未提出,但其降脂的细则均参照

2013年美国《ACC/AHA降低成人动脉粥样硬化性心血管风险血胆固醇治疗指南》，该指南同样提出年龄不低于75岁的患者应接受中等强度他汀类药物治疗，二者实际上对这部分人群的推荐意见基本一致。此外，《中国成人血脂异常防治指南（2016年修订版）》对于卒中的调脂治疗推荐意见与2014年《中国急性缺血性脑卒中诊治指南》相同。

因此对于缺血性卒中或TIA的一级预防，调脂治疗方案可完全参考心血管病调脂治疗。而对于缺血性卒中或TIA的二级预防，心源性的缺血性脑卒中或TIA调脂治疗方案同样完全参考心血管病调脂治疗，对于非心源性的缺血性脑卒中或TIA患者，除非年龄不低于75岁或合并严重脏器功能不全，均应使用高强度他汀类药物（阿托伐他汀40~80mg或瑞舒伐他汀20mg）治疗。其中值得关注的是瑞舒伐他汀因考虑到人种差异及肾功能影响，未批准40mg剂量。

三、调脂药学监护原则和要点

目前脑血管病临床使用的调脂药物中，仅有他汀类药物有循证医学证据，因此他汀类药物的使用是本章药学监护的重点。

（一）调脂药物治疗评估

药学监护首先需要进行评估，主要包括患者基本情况的评估和药学评估（见附表3）。具体评估方法详见第四章。

（二）调脂药学监护要点

1. 疗效监护　患者入院后应常规在24小时内进行基线血脂水平检测，为长期他汀类药物选择及目标值确定提供参考。因为治疗目标基本同心血管病，建议LDL-C水平达到低于1.8mmol/L（70mg/dl）或降幅大于50%，他汀类药物治疗3~6个月后应复查血脂水平，并可适当调整他汀剂量，确保达到目标值。

2. 与脑血管病常用药物联合应用时的药学监护　脑血管病患者，常用的华法林、地高辛、降压药中钙离子拮抗剂等可能使他汀类药物生物利用度增加，血药浓度升高，从而增加不良反应，特别是肌病风险，尤其对于存在高龄、肝肾功能异常、曾有他汀类药物不良反应史、低体重、甲状腺功能减退等高危因素患者，风险更高。其他脑血管病用药较少与他汀类药物发生相互作用。因此不良反应监护中，药物相互作用尤其重要。相互作用信息见表5-2。

表5-2 他汀类药物与常见心血管药物相互作用信息表

药物	辛伐他汀	氟伐他汀	瑞舒伐他汀	阿托伐他汀	普伐他汀
氨氯地平	剂量不高于40mg/d	无临床显著影响	/	/	/
华法林	开始、结束及调整他汀类药物时监测INR			无临床显著影响	
地高辛	需监测地高辛血药浓度	无临床显著影响		需监测地高辛血药浓度	普伐他汀AUC有增高趋势

注:以上信息主要参考药品说明书

本章小结:

缺血性脑血管病包括缺血性脑卒中或TIA的总体治疗中降脂治疗是重要的一环。目前大型的卒中二级预防研究较少,降脂药物中仅有他汀类有较充足的循证证据,总体降脂治疗方案可基本参考心血管病调脂治疗。

(福建医科大学附属第一医院 王 航 王长连)

参 考 文 献

1. MORA S, GLYNN RJ, BOEKHOLDT SM, et al. On-treatment non-high-density lipoprotein cholesterol, apolipoprotein B, triglycerides, and lipid ratios in relation to residual vascular risk after treatment with potent statin therapy: JUPITER (Justification for the Use of Statins in Prevention: An Intervention Trial Evaluating Rosuvastatin). J Am Coll Cardiol, 2012, 59(17): 1521-1528.

2. AMARENCO P, GOLDSTEIN LB, CALLAHAN A 3rd, et al. Baseline blood pressure, low- and high-density lipoproteins, and triglycerides and the risk of vascular events in the Stroke Prevention by Aggressive Reduction in Cholesterol Levels (SPARCL) trial. Atherosclerosis, 2009, 204(2): 515-520.

3. AMARENCO P, LABREUCHE J. Lipid management in the prevention of stroke: review and updated meta-analysis of statins for stroke prevention. Lancet Neurol, 2009, 8(5): 453-463.

4. CORVOI JC, BOUZAMONDO A, SIML M, et al. Differential effects of lipid-lowering therapies on stroke prevention: a meta-analysis of randomized trials. Arch Intem Med, 2003, 163(6): 669-676.

5. BRUCKERT E, LABREUCHE J, AMARENCO P. Meta-analysis of the effect of nicotinic acid alone or in combination on cardiovascular events and atherosclerosis. Atherosclerosis, 2010, 210(2): 353-361.

6. JUN M, FOOTE C, LV J, *et al*. Effects of fibrates on cardiovascular outcomes: a systematic review and meta-analysis. Lancet, 2010, 375(9729): 1875-1884.

7. STONE NJ, ROBINSON J, LICHTENSTEIN AH, *et al*. 2013 ACC/AHA guideline on the treatment of blood cholesterol to reduce atherosclerotic cardiovascular risk in adults: a report of the American College of Cardiology/American Heart Association Task Force on Practice Guidelines. Circulation, 2014, 129(25 Suppl 2): S1-45.

8. 中国成人血脂异常防治指南修订联合委员会. 中国成人血脂异常防治指南(2016 年修订版). 中国循环杂志, 2016, 31(10): 937-953.

9. 中华医学会神经病学分会. 中国缺血性脑卒中和短暂性脑缺血发作二级预防指南 2014. 中华神经科杂志, 2015, 48(4): 258-273.

10. KERNAN WN, OVBIAGELE B, BLACK HR, *et al*. Guidelines for the Prevention of Stroke in Patients With Stroke and Transient Ischemic Attack: A Guideline for Healthcare Professionals From the American Heart Association/American Stroke Association. Stroke, 2014, 45(7): 2160-2236.

第六章 肾脏病调脂治疗药学监护

一、疾病简介

(一)血脂异常对慢性肾脏病患者的影响

高脂血症可导致肾脏损害以及使原有肾脏病加重,是除高血压、蛋白尿之外的第三大促进肾脏病进展的因素。

血脂异常是慢性肾脏病(chronic kidney disease,CKD)患者的常见的并发症,它不但是 CKD 患者心血管病的一个独立危险因素,而且能加快慢性肾脏病本身的进展,因而是影响 CKD 患者预后的一个重要的指标。高脂血症或血脂异常在 CKD 患者中发病率较一般人群高(见表 6-1 和表 6-2)。CKD 患者的血脂谱受不同程度的肾功能及蛋白尿水平影响。在 CKD 肾功能不全出现之前,患者常有甘油三酯(TG)和 LDL-C 水平增高,而随着 CKD 发展至肾功能衰竭,TG 和 LDL-C 水平增高的比率逐渐下降,透析患者 LDL-C 水平通常比一般人群低。高密度脂蛋白(HDL-C)水平在 CKD 患者中一般较低,TG 水平一般中等程度增高。CKD 患者的 LDL-C 水平异常的另一特点是以氧化形式存在的比例更高,脂蛋白 Lp(a)水平增高更明显,而氧化的 LDL-C 与 Lp(a)致动脉粥样硬化作用更强。

表 6-1   CKD 分期

分期	描述	GFR[ml/(min · 1.73 m^2)]
1	肾损伤,GFR 正常或增加	≥ 90
2	肾损伤,GFR 轻度减少	60~89
3	肾损伤,GFR 中度减少	30~59
4	肾损伤,GFR 重度减少	15~29
5	肾衰竭	< 15(或透析)

表 6-2　CKD 患者血脂异常的发病率

	TC > 6.22mmol/L （240mg/dl）	LDL-C > 3.37mmol/L （130mg/dl）	HDL-C > 0.91mmol/L （35mg/dl）	TG > 2.26mmol/L （200mg/dl）
一般人群	20%	40%	15%	15%
CKD 1~4 级				
伴肾病综合征	90%	85%	50%	60%
不伴肾病综合征	30%	10%	35%	40%
CKD 5 级				
血液透析	20%	30%	50%	45%
腹膜透析	25%	45%	20%	50%

高胆固醇血症能加速肾功能不全进展，而肾功能恶化又会加重血脂异常，后者进一步加重肾脏损伤，而 CKD 本身是冠状动脉疾病的一个独立危险因素，血清胆固醇的增高和 CKD 均是心血管病发病率和死亡率的重要原因。CKD 患者一旦出现心血管病，又通过缺血性肾病而进一步加重肾脏损伤，这构成了一个恶性循环。

（二）慢性肾脏病患者脂代谢紊乱的机制

高脂血症引起肾小球损害的机制是 LDL 水平异常导致了系膜细胞、系膜基质、内皮细胞、巨噬细胞的改变，与系膜细胞增殖、细胞外基质增多、脂蛋白肾病、内皮细胞损伤、纤溶系统改变、高凝高黏状态等因素都有明显关系。

CKD 患者血脂代谢紊乱的原因：脂蛋白合成增加、脂解减少及受体介导的清除障碍。慢性肾功能不全一方面可以直接抑制脂蛋白脂酶的活性，另一方面肾功能不全通过胰岛素抵抗来影响脂蛋白脂酶的活性，而甘油三酯的清除需要脂蛋白脂酶的参与，最终导致甘油三酯清除障碍，水平升高。同时，LDL 受体的清除能力下降，直接导致 LDL 水平升高，并且慢性肾衰时载脂蛋白 A_1 的活性也被抑制，而载脂蛋白 A_1 是胆固醇酰基转移酶的激活剂，其活性被抑制直接使得胆固醇酰基转移酶的活性下降，使得 HDL 成熟障碍。最后，慢性肾功能不全还能直接导致载脂蛋白 A 及载脂蛋白 B 水平上升。这些方面的共同作用使得 CKD 患者血脂代谢紊乱。根本原因是尿毒症环境对甘油三酯的合成及分解代谢的不利影响，对胆固醇逆向转运有抑制作用。

（三）降脂治疗对减少慢性肾脏病患者心血管病事件及延缓 CKD 进展的作用

他汀类药物治疗是 CKD 患者血脂异常的有效治疗措施。他汀类药物延缓肾小球疾病进展的可能机制：①治疗初期肌酐清除率增加与他汀类药物引起内皮相关的血管扩张作用有关；②他汀类药物对肾功能的保护作用来源于：抑制脂质沉积引起的肾小球硬化；抑制中性粒细胞和巨噬细胞的浸润；上调内皮一氧化氮合酶的生成；抑制炎性细胞因子。在 CKD 患者中应用他汀类药物，一方面可以减少心血管病危险性，另一方面可延缓 CKD 的进展。

二、调脂药物治疗原则和方案

（一）慢性肾脏病血脂异常的基本治疗原则

CKD 血脂异常的基本治疗原则是治疗原发性疾病、改变生活方式、恰当地应用调脂药物。对临床已经发生高脂血症，可能诱发冠心病 / 动脉粥样硬化的患者，重点是关注 LDL-C 水平，而对于 CKD 患者的脂代谢紊乱联合用药比较方便，且效果突出，对于代谢综合征、继发性血脂异常的患者，联合用药具有更重要的作用。他汀类药物是联合用药中很重要的药物。

（二）慢性肾脏病血脂异常的基本治疗治疗策略

1. KDOQI 指南（kidney disease outcomes quality initiative，肾脏疾病患者生存质量）建议应评估所有 CKD 患者的血脂水平，应检测的项目包括：空腹血糖、总胆固醇、LDL-C、HDL-C 和甘油三酯水平。对于 CKD5 的患者，应立即进行血脂谱的检查，之后进行复查，每年一次；调整治疗方案后的 2~3 个月应进行 1 次血脂谱检查。此外，血脂异常的患者应尽可能对致血脂异常的次要因素进行评估。CVD 事件是 CKD 患者首要的死亡原因。这些患者的 LDL-C、非 -HDL-C、低密度 LDL-C、被氧化修饰的 LDL-C、Lp（a）和 C- 反应蛋白水平增加。在合并有肾病综合征的 CKD 患者中，血浆甘油三酯水平的增加和 HDL-C 水平的降低更为显著。KDOQI 指南推荐 CKD 患者血脂异常的治疗途径见图 6-1，血脂治疗目标见表 6-3。轻度至中度 CKD 的患者，使用他汀类药物治疗，显著降低全因死亡和 CVD 死亡率。对于 CKD 患者而言，他汀类药物已被证明是安全的，它不会影响到肾功能。但是 2 项大规模的试验结果显示，对于接受血液透析的患者，使用他汀类药物治疗在降低 CVD 事件或死亡率上没有益处，尽管血脂水平的降低幅度和轻度至中度 CKD 患者相似。此外，对于轻度至中度 CKD 患者，使用吉非罗齐对主要的心血管事件或整体死亡率并没有影响。

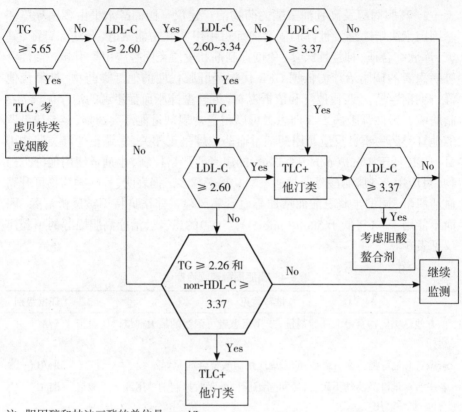

注：胆固醇和甘油三酯的单位是 mmol/L

图 6-1 CKD 患者的血脂异常治疗途径

表 6-3 成人 CKD 患者的血脂治疗目标

血脂水平 mmol/L（mg/dl）	目标值	初始治疗	初始治疗后没有达标	其他替代治疗
TG ≥ 5.65（500）	< 5.65（500）	TLC	增加贝特类药物或烟酸	增加贝特类药物或烟酸
LDL-C 2.60~3.34（100~129）	< 2.60（100）	TLC	增加低剂量他汀类药物	增加胆酸螯合剂或烟酸
LDL-C ≥ 3.37（130）	< 2.60（100）	TLC+ 低剂量他汀类	增加最大剂量他汀类药物	增加胆酸螯合剂或烟酸
*non-HDL-C ≥ 3.37（130）	< 3.37（130）	TLC+ 低剂量他汀类	增加最大剂量他汀类药物	增加贝特类药物或烟酸

注：* 此时 TG ≥ 2.26mmol/L（200mg/dl）

2. 高胆固醇及高甘油三酯的药物治疗建议　胆固醇水平由多项环境和基因因素决定。继发性高胆固醇血症可由甲状腺功能减退、肾病综合征、妊娠、库欣综合征、神经性厌食、免疫抑制剂和皮质类固醇应用等引起。慢性肾脏病患者的调脂治疗需依据 GFR 优选经肝脏代谢的他汀类药物，如氟伐他汀、阿托伐他汀、匹伐他汀和依折麦布；混合型高脂血症患者的治疗可选 ω-3 脂肪酸。慢性肾脏病 1~2 期患者可以耐受常规剂量他汀类药物；3~5 期患者的他汀类药物不良反应与用药剂量血药浓度呈正相关，需调整他汀类药物用量；GFR 低于 $15ml/(min \cdot 1.73m^2)$ 的患者要严格控制、小剂量使用他汀类药物，可应用 ω-3 脂肪酸降低甘油三酯。越来越多证据表明，贝特类药物可升高血清肌酐、同型半胱氨酸而增加心血管病风险。非诺贝特不被透析清除，因而不能用于 GFR 低于 $50ml/(min \cdot 1.73m^2)$ 的患者。治疗高胆固醇的用药建议见表 6-4。

表 6-4　高胆固醇药物治疗建议

推荐意见	证据级别
处方他汀类药物至最大推荐剂量，或用至患者可耐受的最大剂量以使血脂达标	Ⅰ/A
若患者对他汀类药物不耐受，应考虑应用胆酸螯合剂、烟酸	Ⅱa/B
若患者对他汀类药物不耐受，或可考虑胆固醇吸收抑制剂单用或与胆酸螯合剂、烟酸联用	Ⅱb/C
若血脂未达标，或可考虑他汀类药物与胆固醇吸收抑制剂、胆酸螯合剂、烟酸联用	Ⅱb/C

高甘油三酯是否是 CVD 的危险因素尚存争议。近来研究证据支持，富含甘油三酯的脂蛋白可作为 CVD 的危险因素。10% 的急性胰腺炎发作与甘油三酯水平升高相关。因此，一旦甘油三酯水平超过 5.65mmol/L，必须采取急性胰腺炎预防措施。高甘油三酯的药物干预推荐意见如表 6-5 所示。

表 6-5　高甘油三酯药物治疗建议

推荐意见	证据级别
推荐应用贝特类药物	Ⅰ/B
应考虑应用烟酸、ω-3 脂肪酸	Ⅱa/B
应考虑应用烟酸和拉罗匹仑联用、他汀类药物和贝特类药物联用	Ⅱa/C
应考虑他汀类药物与烟酸联用	Ⅱa/A
或可考虑联用 ω-3 脂肪酸	Ⅱb/B

《甘油三酯增高的血脂异常防治中国专家共识》建议遵循以下原则对高甘油三酯血症进行治疗（治疗流程图参见图 6-2）：①TG 水平在 1.70mmol/L 以下为合适范围，超过此值时即应指导患者积极改善生活方式；②改善生活方式应作为所有血脂异常患者的治疗基石；③对于心血管病患者及其高危人群，经过 2~3 个月治疗性生活方式改善后若 TG 水平仍不低于 2.26mmol/L，应启动药物治疗。选择何种调脂药物需根据患者 LDL-C 水平是否达标决定：LDL-C 水平未达标者首选他汀类药物治疗；LDL-C 水平已达标者，非 -HDL-C 水平成为治疗的次级目标，首选贝特类药物、烟酸或 ω-3 脂肪酸治疗；④伴糖尿病或代谢综合征的高甘油三酯血症患者，应用非诺贝特单药或联合他汀类药物治疗可能有助于降低大血管 / 微血管事件发生率；⑤基于现有疗效及安全性证据，需要与他汀类药物联合应用时，贝特类药物应首选非诺贝特；⑥联合应用贝特类药物与他汀类药物时，二者的剂量均不宜过高，采取早晨服用贝特类药物，晚上服用他汀类药物，避开两种药物的血药浓度峰值；⑦如同所有药物降脂一样，非诺贝特单药或联合他汀类药物治疗时需密切监测可能的不良反应。

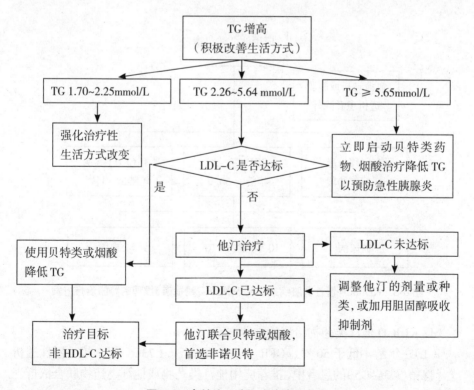

图 6-2　高甘油三酯血症治疗流程图

（三）慢性肾脏病血脂异常治疗方案

血清胆固醇及甘油三酯增高是 CKD 患者常见并发症，血脂异常与氧化应激能够加速 CKD 患者的动脉粥样硬化。目前认为有一些因素能够促进 CKD 患者动脉粥样硬化的形成，包括动脉壁的损伤、血小板的活化和黏附、平滑肌细胞的增殖以及动脉内胆固醇的蓄积。然而降低血脂水平是否可改善这些患者的长期发病率和死亡率仍然需要进一步研究，但是治疗上还是按照 NCEP ATPⅢ以及 KDOQI 指南进行。饮食干预能够很好地降低血胆固醇及甘油三酯水平，而且对于 CKD 5 期患者，有很多的药物可用于治疗其血脂异常。近来报道他汀类药物对透析患者可在有效地降低血脂水平的同时，还可以降低心血管病死亡率与所有病因死亡率。由于很多肾上腺素受体拮抗剂能够升高甘油三酯的浓度，所以采用对血脂没有影响或有积极影响的抗高血压药物（如 ACE 抑制剂、钙通道阻滞剂等）可能更好。

改善全球肾脏病预后组织（kidney disease：improving global outcomes，KDIGO）公布的《慢性肾脏病血脂管理临床实践指南》中推荐的降脂治疗方案见图 6-3。

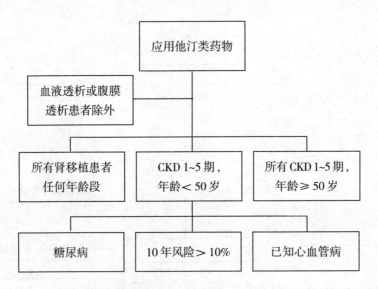

图 6-3　KDIGO《慢性肾脏病血脂管理临床实践指南》推荐的降脂治疗方案

1. KDIGO 他汀类药物治疗的推荐方案

（1）在年龄不低于 50 岁、eGFR ＜ 60ml/（min·1.73m^2）但未接受慢性透析或肾移植（G3a~G5）的患者中，推荐应用他汀类药物或他汀类药物联合依折麦布治疗（Ⅰ/A）。

（2）在年龄不低于 50 岁且 eGFR ≥ 60ml/(min · 1.73m^2)的 CKD 患者中（G1~G2），推荐应用他汀类药物治疗（Ⅰ/B）。

（3）在年龄为 18~49 岁但未接受慢性透析或肾移植的 CKD 患者中，如伴有冠脉疾病（心肌梗死或冠脉血运重建）、糖尿病、既往缺血性卒中以及冠脉死亡或非致命性心梗 10 年风险高于 10%，则推荐应用他汀类药物治疗（Ⅱ/A）。

（4）在透析依赖性 CKD 患者中，不推荐启用他汀类药物或他汀类药物联合依折麦布治疗（Ⅱ/A）。在透析启动时已接受他汀类药物治疗或他汀类药物联合依折麦布治疗的患者中，推荐继续应用上述药物（Ⅱ/C）。在肾移植患者中，推荐应用他汀类药物治疗（Ⅱ/B）。

（5）在新确认的 CKD 患者（包括接受慢性血液透析或肾移植的患者）中，推荐进行脂质谱评估（总胆固醇、LDL-C、HDL-C、甘油三酯）（Ⅰ/C）。大部分 CKD 患者不需要进行脂质水平随访测定（未分级）。

（6）成人降低甘油三酯的治疗：成人 CKD 患者（包括那些慢性透析治疗或肾脏移植治疗），建议以改变生活方式治疗高甘油三酯血症（Ⅱ/D）。

此外，《2016 ESC/EAS 血脂异常管理指南》将中重度 CKD 患者[GFR 介于 15~59ml/(min · 1.73m^2)]单列（见表 6-6），提出积极的治疗建议。

表 6-6　《2016 ESC/EAS 血脂异常管理指南》对中重度 CKD 患者的治疗推荐

推荐意见	证据级别
CKD 患者伴有冠心病等危症，降 LDL-C 水平是主要目标	Ⅰ/A
降低 LDL-C 水平可降低 CKD 患者的 CVD 风险，因此应当被推荐	Ⅱa/B
他汀类药物被推荐用于适度延缓肾功能减退，从而预防发展到透析治疗的终末期肾病	Ⅱa/C
鉴于他汀类药物对病理性蛋白尿（＞ 300mg/d）的有益作用，对 2~4 期 CKD 患者应考虑使用他汀类药物	Ⅱa/B
对中重度 CKD 患者，他汀类药物单独使用或与其他药物联合治疗应使 LDL-C 水平低于 1.8mmol/L（70mg/dl）	Ⅱa/C

2. KDIGO 不同他汀类药物治疗的剂量推荐　KDIGO 当前将 CKD 定义为肾脏结构或功能出现实际性异常，至少持续 3 个月。CKD 可基于病因、GFR 分级（G1~G5）和蛋白尿分级（A1~A3）进行分级，见表 6-7。

表 6-7　CKD 的 GFR 分级和蛋白尿分级

根据 GFR 和蛋白尿分期对慢性肾脏病的预测：KDIGO 2012			持续性蛋白尿分期的程度及范围		
			A1	A2	A3
			正常到轻度增加	中度增加	严重增加
			<30mg/g <3mg/mmol	30~300mg/g 3~30mg/mmol	>300mg/g >30mg/mmol
GFR 分期 [ml/(min·1.73m²)] 的程度与范围	G1	正常或较高	≥90		
	G2	轻度降低	60~89		
	G3a	轻中度降低	45~59		
	G3b	中重度降低	30~44		
	G4	严重降低	15~29		
	G5	肾衰竭	<15		

▨：低危程度（如果没有其他肾病的标志物，没有 CKD）；▨：中危程度；▨：高危程度；■：极高危程度

　　我们推荐根据 KDOQI 指南来进行降脂治疗，其治疗原则有三点：① TG 水平高于 5.65mmol/L（500mg/dl）时应使用贝特类药物，首要任务是降 TG 水平以防急性胰腺炎。② TG 水平低于 5.65mmol/L（500mg/dl）但 LDL-C 水平未达标时，首要目标是降 LDL-C 水平，首选他汀类药物。③若用他汀类药物治疗后 LDL-C 水平达标，但 TG 水平仍高于 2.26mmol/L（200mg/dl）时，可在他汀类药物基础上加用贝特类药物。在所有临床试验中，亚洲人群 CKD 患者推荐低的他汀类药物剂量。CKD 患者中他汀类药物推荐剂量见表 6-8。

表 6-8　成人 CKD 患者的他汀类药物治疗推荐剂量 §

他汀类药物	CKD（G1~G2）	CKD（G3a~G5）包括患者接收透析或肾移植
洛伐他汀	一般人群批准剂量	未有数据
氟伐他汀	一般人群批准剂量	80mg/d*
阿托伐他汀	一般人群批准剂量	20mg/d**
瑞舒伐他汀	一般人群批准剂量	10mg/d***
辛伐他汀 / 依折麦布	一般人群批准剂量	20/10mg/d****

续表

他汀类药物	CKD（G1~G2）	CKD（G3a~G5） 包括患者接收透析或肾移植
普伐他汀	一般人群批准剂量	40mg/d
辛伐他汀	一般人群批准剂量	40mg/d
匹伐他汀	一般人群批准剂量	2mg/d

§ 他汀所有的剂量单位是 mg/d，在不同的国家地区，可能未必都有提供。与那些在临床研究中使用高剂量相比，较低剂量他汀可能适合亚州人。注意 40mg 的瑞舒伐他汀不推荐给慢性肾脏病 G1~G2，未有移植的患者，因为它会增加肾脏副作用的风险。环孢素影响某种他汀的代谢，导致更高的血药浓度。

* 数据来源于肾移植研究

** 数据来源于糖尿病透析人群的研究

*** 数据来源于一个评估瑞舒伐他汀在常规血透患者的使用，评价它的存活与心血管事件

**** 数据来源于心肾保护研究

3. 治疗的靶目标及血脂监测频率　　由于低密度脂蛋白胆固醇（LDL-C）水平与动脉粥样硬化事件风险显著独立相关，因此其被广泛用作未来冠脉风险的标志物。然而，LDL-C 水平并不适用于评估 CKD 患者的冠脉风险。因有研究显示，虽然高水平的 LDL-C 与冠脉风险较高相关，但在透析患者中即使是 LDL-C 水平和总胆固醇水平达到最低，其全因死亡和心血管死亡风险仍非常高，可能炎症和营养不良等因素也参与了疾病发展。冠脉死亡或非致命性心梗 10 年风险往往被用于冠脉风险评估，并且以其超过 10% 作为降脂治疗的阈值。在年龄大于 50 岁的 CKD 患者中，冠脉死亡或非致命性心梗 10 年风险均大于 10%，即便在无糖尿病或既往心梗时亦为如此。目前的实践和其他临床实践指南强调治疗的靶目标为 LDL-C 水平在 1.8~2.6mmol/L（70~100mg/dl）。当 LDL-C 水平不达目标时，治疗达标的策略要求重复测量 LDL-C 水平和启动使用更高剂量的他汀类药物或联合其他药物降血脂治疗。但 KDIGO 工作小组并不推荐治疗达标的策略，因为没有任何临床试验能证明它的益处。此外，CKD 患者中，更高剂量的他汀类药物治疗的安全性尚未被证明。

饮食与非调脂药物治疗 3~6 个月后，应复查血脂水平，如能达到要求即继续治疗，但仍须每 6~12 个月复查 1 次，如持续达到要求，每年复查 1 次。药物治疗开始 4~8 周后复查血脂及 AST、ALT 和 CK 水平，如能达到目标值，逐步改为每 6~12 个月复查 1 次。如开始治疗 3~6 个月复查血脂仍未达到目标值，则调整剂量或药物种类，或联合药物治疗，再经 4~8 周后复查。达到目标值后延长为每 6~12 个月复查 1 次，TLC 和降脂药物治疗必须长期坚持，才能获得

临床益处。对心血管病的高危患者,应采取更积极的降脂治疗策略。

三、调脂药学监护原则和要点

(一)调脂药学监护原则

调脂药物治疗评估见附表4。

本章涉及的肾脏疾病主要为慢性肾脏病,目的是降低患者近、远期心血管事件发生率和死亡率,最终改善患者预后。2013年KDIGO《慢性肾脏病血脂管理临床实践指南》提出10年内冠脉事件风险取代LDL-C水平作为启动或调整降脂治疗的标准更合适。这是因为他汀类药物治疗的临床获益与基线冠脉风险成正比,而非LDL-C水平;同时LDL-C正常水平随时间的变异性大,减少了随访监测的临床效果。指南推荐,对于新发现的成年CKD患者(包括接受肾移植或长期透析者),评估血脂应该包括总胆固醇、LDL-C、HDL-C和甘油三酯水平。

(二)调脂药学监护要点

1. 疗效的监护　患者入院后应常规在24小时内进行基线血脂水平检测,为长期他汀类药物的选择及目标值确定提供参考。建议LDL-C水平应达到低于1.8mmol/L(70mg/dl)或降幅大于50%。他汀类药物治疗3~6个月后应复查血脂水平,并可适当调整他汀类药物剂量,以确保达到目标值。

肾病综合征患者通常在肾病综合征缓解后高脂血症可自然缓解,无须再继续药物治疗。虽然肾病综合征缓解前其脂代谢紊乱无法完全矫正,但降脂治疗仍可减轻高脂血症,从而减少并发症。只要估计肾病综合征难以迅速缓解(如激素抵抗性肾病综合征)、脂代谢紊乱持续较长时间,降脂治疗就应尽早开始。

CKD患者他汀类药物治疗的安全性及剂量调整:大部分他汀类药物在CKD患者中可安全使用。他汀类药物的不良反应包括转氨酶增高、肌炎等。胆汁淤积和活动性肝病被列为使用他汀类药物的禁忌证。CKD患者、透析患者及肾移植患者的研究提示他汀类药物的不良反应很小。United Kingdom Heart and Renal Protection(UK-HARP-Ⅰ)研究证明了在CKD患者中使用他汀类药物是安全的。辛伐他汀组及安慰剂组发生肝功异常或肌酶增高的危险性相似。但当他汀类药物与其他药物合用,包括环孢素、贝特类降脂药、大环内酯类抗生素、某些抗真菌药和烟酸类,肌炎的发生率增加。当前在国内可供使用的5种他汀(阿托伐他汀、氟伐他汀、洛伐他汀、普伐他汀和辛伐他汀)在致死性并发症的比例上有显著的临床差异。他汀类药物通常不通过肾脏代谢,但需依CKD患者肾功能情况调整药物剂量,因为肾功能衰竭会导致这类药的药动学发生改变。其调整方法见表6-9。

表6-9 肾功能不全者他汀类药物的推荐剂量

肌酐清除率	药物（mg/d）				
（ml/min）	阿托伐他汀	氟伐他汀	普伐他汀	洛伐他汀	辛伐他汀
> 80	10~80	20~80	10~40	10~40	5~80
80~50	10~80	20~80	10~40	10~40	5~20*
50~30	10~80	20~80	10*	10~40	5~20*
30~10	10~80	20~80	10*	5~10	5~20*
< 10	10~80	20~80	10*	NA	5~20*
血液透析	10~80	20~80	10*	NA	5~20*
持续非卧床式腹膜透析	10~80	NA	10*	NA	5~20*

注：*表示初始剂量

2. 与肾脏疾病常用药物联合应用时的药学监护 为了提高他汀类药物使用的安全性，应教育患者认识和报告他汀类药物肌肉方面的症状。当必须使用与他汀类药物代谢有相互作用的药物时，注意调整他汀类药物的种类或剂量，以减少药动学方面的相互作用。需要注意的是，由于不同个体对他汀类药物的剂量敏感性存在差异，且临床存在很多混杂因素，因此很难量化药物相互作用的影响。但药师在临床实践过程中仍然有必要重视潜在相互作用的联合用药，避免药物严重不良反应的发生。

超过50%的不良反应是他汀类药物与其他药物发生相互作用所致，尤其对于肾脏疾病患者而言。常用药物都可能使他汀类药物生物利用度增加、血药浓度升高，从而增加不良反应，特别是肌病风险，对于存在高龄、肝肾功能异常、曾有他汀类药物不良反应史、低体重、甲状腺功能减退等高危因素患者尤是如此。因此不良反应监护中，药物相互作用尤其重要。

治疗肾病综合征时若与环孢素并用，他汀类药物用量要小，以免加重其毒性。他汀类药物与双香豆素类药并用时，双香豆素类药要减量，因他汀类药物可增加其抗凝效果。血清甘油三酯增高为主时，应首选贝特类药物治疗，能明显降低甘油三酯及 VLDL-C 水平，并中度升高 HDL-C 水平。这类药包括氯贝丁酯、吉非罗齐、苯扎贝特、非诺贝特等。临床常选用非诺贝特，除不良反应小外，有报道此药还能降低血清脂蛋白（a）。由于他汀类药物和贝特类药物代谢途径相似，均有损伤肝功能的可能，并有发生肌炎和肌病的危险，两者合用时发生不良反应的机会增多。确需合用时，建议开始时使用小剂量他汀类药物，可采取晨服贝特类药物、晚服他汀类药物的方式，避免血药浓度的显著升高,并密切监测肌酶和肝酶,如无不良反应,可逐步增加他汀类药物剂量。

为避免他汀类药物与其他药物相互作用从而引起相关肌病,在患者使用CYP酶的强抑制剂或有些其他相互作用药物的情况下,应为他汀类药物设定剂量限制。由于高剂量辛伐他汀(80mg)使肌病的风险增加,FDA 2011年发布用药预警建议辛伐他汀与某些CYP3A4抑制剂联用时,应使用较低剂量的辛伐他汀。例如,在服用胺碘酮、维拉帕米或地尔硫䓬的患者中,辛伐他汀的剂量被限制至每天10mg(FDA,2011)。此外,现服用吉非罗齐、环孢素和达那唑的患者禁止联合使用辛伐他汀;而此前,FDA建议与之联用的辛伐他汀限制剂量高达10mg。

(1)环孢素:环孢素既是CYP3A4的底物同时又是其抑制剂,当患者联合应用调脂药时,需考虑其与环孢素间可能存在的相互作用,应及时调整剂量或换药。环孢素经CYP3A4酶系统代谢,他汀类药物中的辛伐他汀、洛伐他汀、阿托伐他汀亦经此酶代谢可与之发生相互作用,导致血药浓度升高,使肌炎的风险增加,因此最好尽量避免同时使用上述药物。如果必须合用环孢素和他汀类药物,那么应使用他汀类药物的最低有效剂量,并同时监测有无肌肉酸痛的情况发生。他汀类药物中普伐他汀经胆汁排泄,匹伐他汀、瑞舒伐他汀和氟伐他汀经CYP2C9代谢,理论上不与环孢素发生相互作用。

(2)他克莫司:动物实验已证实,较大剂量的他克莫司可导致胰岛管退化,胰岛细胞脱颗粒及空泡变性,胰岛素的合成与分泌减少,从而使胰腺组织及血中的胰岛素水平下降影响糖代谢。早期研究发现,他克莫司浓度较高时,发生移植后糖尿病的风险增加。如果患者同时使用糖皮质激素,则可加重胰岛素抵抗,二者作用叠加是诱发糖尿病的重要机制。有些应用他克莫司的患者,可出现短暂的血糖升高和糖耐量降低,也有一些患者出现持久的血糖升高,需短期或长期使用胰岛素治疗,他克莫司减量或停药后,病情可缓解。据报道,多数他汀类药物长期使用可能会引起血糖的升高,所以用药过程中需检测血糖的变化。胆汁淤积和活动性肝病为使用他汀类药物的禁忌证。

(3)来氟米特:来氟米特和其他肝毒性药物合用可能增加不良反应,同时也应考虑到虽然中断来氟米特治疗,但没有采取药物消除措施就接着服用这些药物,同样有可能增加不良反应。在小样本(30例)来氟米特和甲氨蝶呤联合用药的研究中,有5例肝脏酶水平出现2~3倍升高,其中2例继续服用来氟米特,3例中断来氟米特治疗,酶的升高都得到恢复。另外5例肝脏酶水平升高大于3倍,其中2例继续服用来氟米特,3例中断来氟米特治疗,酶的升高也都得到恢复。仍有极少数应用他汀类药物的病例中,患者发生肝脏转氨酶如谷丙转氨酶(ALT)和谷草转氨酶(AST)升高,且呈剂量依赖性,尤其是与来氟米特合用时应注意监测肝功能。

因此建议在患者开始他汀类药物治疗前和治疗后半个月监测肝功能。如果用药前 ALT 水平高于正常上限 3 倍时暂不用药；开始治疗后如发生肝功能异常，建议减少他汀类药物剂量，并在调整治疗方案后半个月再次监测肝功能；如果 AST 和 ALT 水平仍超过正常上限 3 倍，建议暂停给药，停药后仍需每周复查肝功能，直至恢复正常。如果肝功能正常，建议每 3 个月监测一次。

（4）特殊人群他汀药物的使用，见表6-10。

表 6-10 特殊人群中他汀类药物的使用

特殊人群	他汀类药物	注意事项
亚洲人群	瑞舒伐他汀	随着剂量加大，肌病风险增加 初始剂量 5mg/d
肝功能不全患者	阿托伐他汀、氟伐他汀、洛伐他汀、瑞舒伐他汀、辛伐他汀	在长期酗酒患者和（或）肝病史患者中慎用，活动性肝病或原因未明持续性转氨酶升高患者禁用
血液透析患者	瑞舒伐他汀	与肾功能正常的健康志愿者相比，在长期透析患者中稳态血药浓度升高接近 50%
肾功能不全患者	氟伐他汀	氟伐他汀剂量 40mg，谨慎应用
	洛伐他汀	严重肾功能不全 [肌酐清除率 $< 30ml/(min \cdot 1.73m^2)$]，剂量增加至 20mg/d 时应慎用
	普伐他汀	密切观察患者
	瑞舒伐他汀	严重肾功能不全 [肌酐清除率 $< 30ml/(min \cdot 1.73m^2)$]，但未血液透析，初始剂量 5mg/d 和不超过 10mg/d
	辛伐他汀	严重肾功能不全，初始剂量 5mg/d 和小心监控

本章小结：

本章涉及的肾脏疾病主要为慢性肾脏病，而血脂异常是慢性肾脏病（chronic kidney disease，CKD）患者常见的并发症，它不但是 CKD 患者心血管病的一个独立危险因素，而且能加快慢性肾脏病本身的进展，因而是影响 CKD 患者预后的一个重要指标。本章重点陈述了调脂药学监护要点，尤其是疗效的监护通常在患者入院后常规在 24 小时内进行基线血脂水平检测，为长期他汀类药物的选择及目标值确定提供参考；CKD 患者他汀类药物治疗的安全性及剂量调整；与肾脏疾病常用药物联合应用时的药学监护。强调了调脂治疗的目的是降低患者近、远期心血管事件发生率和死亡率，最终改善患者预后。

（广东省人民医院　劳海燕　潘裕华　张晓娟）

参 考 文 献

1. TONELLI M, WANNER C. Kidney Disease：Improving Global Outcomes（KDIGO）lipid work group. KDIGO clinical practice guideline for lipid management in chronic kidney disease. Kidney Int Sup, 2013, 3（3）: 1-315.

2. Kidney Disease Outcomes Quality Initiative（KDOQI）Group. KDOQI clinical practice guidelines for management of dyslipidemias in patients with kidney disease. Am J Kidney Dis. 2003, 1（4 Suppl 3）: I-IV, S1-91.

3. 中华医学会心血管病学分会循证医学评论专家组，中国老年学学会心脑血管病专业委员会. 甘油三酯增高的血脂异常防治中国专家共识. 中国心血管病研究，2011, 9（9）: 641-645.

4. SELIGER SL, WEISS NS, GILLEN DL, et al. HMG-CoA reductase inhibitors are associated with reduced mortality in ESRD patients. Kidney Int, 2002, 61（1）: 297-304.

5. European Association for Cardiovascular Prevention & Rehabilitation. ESC/EAS Guidelines for the management of dyslipidaemias：the Task Force for the management of dyslipidaemias of the European Society of Cardiology（ESC）and the European Atherosclerosis Society（EAS）. Eur Heart J, 2011, 32（14）: 1769-1818.

6. FRISHMAN WH, HORN J. Statin-drug interactions：not a class effect. Cardiol Rev, 2008, 16（4）: 205-212.

第七章 糖尿病调脂治疗药学监护

一、疾病简介

糖尿病(diabetes mellitus,DM)是由遗传和环境因素共同引起的一组以糖代谢紊乱为主要表现的临床综合征,是危害人类健康的主要疾病之一,是冠心病的独立危险因素。血脂异常在2型糖尿病患者中的发生率明显高于非糖尿病患者,是2型糖尿病患者心血管并发症发生率增加的重要危险因素。英国一项前瞻性UKPDS研究结果显示,血脂异常是糖尿病患者发生致死性和非致死性心肌梗死的首要危险因素。目前,在我国2型糖尿病血脂异常的知晓率和达标率均无法满足要求,如20家中心城市三甲医院内分泌专科门诊2型糖尿病血脂异常现状的调查情况显示:78.51%的2型糖尿病患者伴有血脂异常,但患者知晓率仅55.5%,而血脂异常的总体治疗率仅44.8%,已治疗者总体达标率仅11.6%,这显示我国2型糖尿病血脂异常管理状况任重而道远,应引起足够的重视。由于血脂异常通常没有明显症状,往往通过体检或发生了心脑血管事件后才得以发现,因而及早发现2型糖尿病患者血脂异常并给予早期干预,具有事半功倍的效果,可有效防治动脉粥样硬化、减少心脑血管事件、降低2型糖尿病患者死亡率。

2型糖尿病患者的脂代谢异常与胰岛素抵抗和腹型肥胖等代谢综合因素有关。导致患者血脂异常的主要原因是由于胰岛素不足、胰岛素抵抗等所致的极低密度脂蛋白(VLDL)、甘油三酯(TG)的产生过多和清除缺陷。

2型糖尿病患者的血脂谱以混合型血脂紊乱多见,其特征性的血脂谱包括:空腹和餐后TG水平升高,即使在空腹血糖和TG水平控制正常后往往还存在餐后高甘油三酯血症,高密度脂蛋白胆固醇(HDL-C)水平降低;总胆固醇水平和低密度脂蛋白胆固醇(LDL-C)水平正常或轻度升高,且LDL-C发生质变,小而致密的LDL-C水平升高。富含甘油三酯脂蛋白(triglyceride-rich lipoprotein)的载脂蛋白Apo B_{100} 和 Apo B_{48} 水平升高,Apo C_3 水平升高,Apo C_2/Apo C_3 以及 Apo C_3/Apo E 的比值升高。

二、调脂药物治疗原则和方案

(一)调脂药物治疗原则

1. 2型糖尿病患者心血管危险度评估　2型糖尿病患者是否需要开始使用调脂药以及干预的强度多少,取决于患者的血脂水平、所具有的危险因素的严重程度以及同时具有的危险因素的数目,因此全面评估心血管综合危险度是防治2型糖尿病患者血脂异常的前提。

《中国成人血脂异常防治指南(2016年修订版)》将危险分层按照LDL-C或TC水平、有无高血压及其他ASCVD危险因素个数分成21种组合,并按照不同组合的ASCVD 10年发病平均危险按<5%,5%~9%和≥10%分别定义为低危、中危和高危,以此指导治疗策略的制定(见图7-1)。

符合下列任意条件者,可直接列为高危或极高危人群		
极高危: ASCVD患者		
高危:(1)LDL-C ≥ 4.9mmol/L 或 TC ≥ 7.2mmol/L		
(2)糖尿病患者1.8mmol/L ≤ LDL-C < 4.9mmol/L(或)3.1mmol/L ≤ TC < 7.2mmol/L 且年龄 ≥ 40 岁		

↓ 不符合者,评估10年ASCVD发病危险

危险因素个数[*]	血清胆固醇水平分层(mmol/L)		
	3.1 ≤ TC < 4.9(或) 1.8 ≤ LDL-C < 2.6	4.1 ≤ TC < 5.2(或) 2.6 ≤ LDL-C < 3.4	5.2 ≤ TC < 7.2(或) 3.4 ≤ LDL-C < 4.9
无高血压　0~1个	低危(< 5%)	低危(< 5%)	低危(< 5%)
2个	低危(< 5%)	低危(< 5%)	中危(5%~9%)
3个	低危(< 5%)	中危(5%~9%)	中危(5%~9%)
有高血压　0个	低危(< 5%)	低危(< 5%)	低危(< 5%)
1个	低危(·< 5%)	中危(5%~9%)	中危(5%~9%)
2个	中危(5%~9%)	高危(≥ 10%)	高危(≥ 10%)
3个	高危(≥ 10%)	高危(≥ 10%)	高危(≥ 10%)

↓ ASCVD 10年发病危险为中危且年龄小于55岁者,评估余生危险

具有以下任意2项及以上危险因素者,定义为高危:	
◎ 收缩压 ≥ 160mmHg 或舒张压 ≥ 100mmHg	◎ BMI ≥ 28kg/m²
◎ 非-HDL-C ≥ 5.2mmol/L(200mg/dl)	◎ 吸烟
◎ HDL-C < 1.0mmol/L(40mg/dl)	

注[*]:包括吸烟、低HDL-C及男性 ≥ 45 岁或女性 ≥ 55 岁。慢性肾病患者的危险评估及治疗请参见特殊人群血脂异常的治疗。ASCVD:动脉粥样硬化性心血管病;TC:总胆固醇;LDL-C:低密度脂蛋白胆固醇;HDL-C:高密度脂蛋白胆固醇;非-HDL-C:非高密度脂蛋白胆固醇;BMI:体重指数。1mmHg=0.133kPa

图7-1 《中国成人血脂异常防治指南(2016年修订版)》ASCVD危险评估流程图

2. 2 型糖尿病患者血脂治疗策略和目标　2 型糖尿病患者常见的血脂紊乱是 TG 水平升高和 HDL-C 水平降低,两者与 2 型糖尿病患者发生心血管病变的高风险相关。《中国 2 型糖尿病防治指南(2017 年版)》指出:在进行调脂药物治疗时,应将降低 LDL-C 作为首要的目标。

所有 2 型糖尿病患者的血脂干预均应以治疗性生活方式改变为基础,并贯穿于 2 型糖尿病治疗全过程。无论是否进行药物调脂治疗都必须坚持控制饮食和改善生活方式。主要内容包括:①减少饱和脂肪酸和胆固醇的摄入;②选择能够降低 LDL-C 的食物(如植物甾醇、可溶性纤维);③减轻体重;④增加有规律的体力活动;⑤采取针对其他心血管病危险因素的措施如戒烟、限盐以降低血压等。

对于血脂异常的治疗原则、靶点及目标值不同指南推荐不同:

2011 年《ESC/EAS 血脂异常管理指南》推荐所有 1 型糖尿病(T1DM)合并微量白蛋白尿和肾脏疾病的患者,无论基线水平如何,均推荐他汀类药物降 LDL-C 水平(至少 30%)作为一线治疗(直至药物联合治疗)(证据级别:Ⅰ/A);2 型糖尿病合并心血管病(CVD)或慢性肾脏病(CKD),或无 CVD 但年龄超过 40 岁且存在一个或多个其他 CVD 危险因素或有靶器官损害证据的患者,推荐的 LDL-C 目标水平为低于 1.8mmol/L(70mg/dl),非 -HDL-C 水平为低于 2.5mmol/L(100mg/dl),Apo B 水平低于 80mg/dl 作为次要目标(证据级别:Ⅰ/B);所有 T2DM 患者均推荐 LDL-C 水平低于 2.5mmol/L(100mg/dl)作为首要目标,非 -HDL-C 水平低于 3.3mmol/L(130mg/dl),Apo B 水平低于 100mg/dl 作为次要目标(证据级别:Ⅰ/B)。

由于缺乏来自于随机对照试验的证据,2013 年《ACC/AHA 降低成人动脉粥样硬化性心血管风险血胆固醇治疗指南》取消了 LDL-C 和 HDL-C 的推荐目标,即对合并有心血管病的患者不再推荐 LDL-C 水平低于 2.6mmol/L(100mg/dl)、1.8mmol/L(70mg/dl)的达标值和理想值。2015 年美国糖尿病协会(ADA)发布的《糖尿病医学诊疗标准》大幅修订了对糖尿病患者他汀类药物使用的相关推荐,新的推荐意见与 2013 年发布的《ACC/AHA 降低成人动脉粥样硬化性心血管风险血胆固醇治疗指南》基本一致。尽管《ACC/AHA 降低成人动脉粥样硬化性心血管风险血胆固醇治疗指南》目前仍存争议,但 ADA 新指南也赞同他汀类药物的使用应基于对风险因素的评估而非 LDL-C 水平的检测结果。

结合我国当前医疗现状,如果取消调脂目标值的设定必然会影响临床可操作性和患者服用调脂药的依从性。因此,为最大程度使患者从调脂治疗中长期获益,《中国成人血脂异常防治指南(2016 年修订版)》仍然建议设定调脂目标值,使医务人员能更加准确地评价治疗方法的有效性,使患者能更加积极地配合调脂治疗。结合图 7-1 中 ASCVD 发病危险分层来决定需要降低 LDL-C 水平的目标值,不同危险人群需要达到的 LDL-C/ 非 -HDL-C 目标值存在较大差异(见表 7-1)。

表 7-1 《中国成人血脂异常防治指南(2016 年修订版)》
ASCVD 危险人群降脂治疗达标值

危险等级	LDL-C	非 -HDL-C
低危、中危	< 3.4mmol/L(130mg/dl)	< 4.1mmol/L(160mg/dl)
高危	< 2.6mmol/L(100mg/dl)	< 3.4mmol/L(130mg/dl)
极高危	< 1.8mmol/L(70mg/dl)	< 2.6mmol/L(100mg/dl)

注:ASCVD:动脉粥样硬化性心血管病;LDL-C:低密度脂蛋白胆固醇;非 -HDL-C:非高密度脂蛋白胆固醇

《中国 2 型糖尿病防治指南(2017 年版)》指出:①推荐将降低 LDL-C 作为首要目标,依据患者 ASCVD 危险高低,推荐将 LDL-C 降至目标值(详见表 7-2);②临床首选他汀类调脂药物,LDL-C 目标值:极高危< 1.8mmol/L,高危< 2.6mmol/L;③起始宜应用中等强度他汀,根据个体调脂疗效和耐受情况,适当调整剂量,若胆固醇水平不能达标,与其他调脂药物联合使用;④如果 LDL-C 基线值较高,现有调脂药物标准治疗 3 个月后,难以使 LDL-C 降至所需目标值,则可考虑将 LDL-C 至少降低 50% 作为替代目标;⑤如果空腹 TG ≥ 5.7mmol/L,为了预防急性胰腺炎,首先使用降低 TG 的药物。

表 7-2 糖尿病患者不同心血管病危险 LDL-C 和非 HDL-C 达标值(mmol/L)

危险等级	LDL-C	非 HDL-C
极高危	< 1.8	< 2.6
高危	< 2.6	< 3.4

注:LDL-C:低密度脂蛋白胆固醇;HDL-C:高密度脂蛋白胆固醇

极高危:有明确 ASCVD 病史

高危:无 ASCVD 病史的糖尿病患者

3. 调脂治疗药物 临床上常用的调脂药物可分为 6 类:他汀类、贝特类、烟酸类、胆酸螯合剂、胆固醇吸收抑制剂及其他类。多项研究证明他汀类药物通过降低 TC 和 LDL-C 水平进而显著降低糖尿病患者发生大血管病变和死亡的风险。对于有心血管病高风险的 2 型糖尿患者群中,在他汀类药物治疗的基础上使用降低 TG 和升高 HDL-C 水平的调脂药,不能进一步降低糖尿病患者发生心脑血管病变和死亡的风险。各调脂药物请参见第三章。

（二）调脂药物治疗方案

《中国成人血脂异常防治指南（2016年修订版）》提出，鉴于他汀类药物在 ASCVD 一级和二级预防中均能显著降低心血管事件危险，他汀类药物已成为防治这类疾病最为重要的药物，临床应首选他汀类调脂药物。鉴于中国人群中，最大允许使用剂量他汀类药物的获益递增及安全性尚未确定，建议临床根据患者血脂基线水平起始应用中等强度他汀类药物，根据个体化调脂疗效和患者耐受程度，进行剂量调整以及调脂药物的联合应用。对于糖尿病患者，如合并高 TG 水平伴或不伴低 HDL-C 水平者，可采用他汀类药物与贝特类药物联合应用。

《中国 2 型糖尿病防治指南（2017年版）》指出，在进行调脂药物治疗时，应将降低 LDL-C 水平作为首要的目标。他汀类药物通过降低 TC 和 LDL-C 水平进而显著降低糖尿病患者发生大血管病变和死亡的风险。如果最大耐受剂量的他汀药物未达到治疗目标，或 LDL-C 水平稍高于 2.6mmol/L 而具有他汀类药物适应证的患者，采用他汀类药物将 LDL-C 水平从基线降低 30%~40%也可带来明显的心血管保护作用。若 TG 水平超过 11.0mmol/L，可先在生活方式干预的基础上使用降低 TG 水平的药物（贝特类药物、烟酸或鱼油），以减少发生急性胰腺炎的风险。对于无法达到降脂目标，或对他汀类或贝特类药物无法耐受时，可考虑使用其他种类的调脂药物（如胆固醇吸收剂、胆酸螯合剂、普罗布考和多廿烷醇等）。

2011 年《ESC/EAS 血脂异常管理指南》同样将控制 LDL-C 作为血脂管理的首要靶标。若其他血脂指标情况不明，可考虑将 TC 作为治疗靶点。

2013 年《ACC/AHA 降低成人动脉粥样硬化性心血管风险血胆固醇治疗指南》不再对动脉粥样硬化性心血管病的一级和二级预防推荐 LDL-C 或非 -HDL-C 特定目标。为使 LDL-C 水平相对降低，该指南确定了适当他汀类药物治疗的四组一级和二级预防患者。年龄 40~75 岁、LDL-C 水平介于 1.8~4.9mmol/L（70~189mg/dl）、无动脉粥样硬化性心血管病证据的糖尿病患者应采用中等强度他汀类治疗，使 LDL-C 水平降低 30%~49%。

2015 年《ADA 糖尿病医学诊疗标准》更新主要围绕他汀类药物治疗而展开。该指南认为年龄 40~75 岁的糖尿病患者，若无其他危险因素，应予以中等强度他汀类药物治疗；伴有其他危险因素或已确诊心血管病患者需接受高强度他汀类药物治疗。年龄高于 75 岁的糖尿病患者，若无其他危险因素，应予以中等强度他汀类药物治疗；伴有其他危险因素者需接受中等强度或高强度他汀类药物治疗；确诊心血管病患者需接受高强度他汀类药物治疗。

三、调脂药学监护原则和要点

(一)调脂药物治疗评估

心血管病在糖尿病患者中的发生率远远高于非糖尿病患者,也是成人糖尿病患者死亡的首要因素。动脉粥样硬化性疾病是多因素共同导致的疾病,血脂代谢紊乱在动脉粥样硬化性心血管病的发生发展过程具有显著促进作用。糖尿病和其他疾病尤其是血脂紊乱并存,将显著升高心血管病的发生风险。血脂异常是糖尿病患者中连接糖尿病和心血管病风险的桥梁。糖尿病血脂异常以 TG 水平升高、HDL-C 水平降低、LDL-C 水平升高和小而密 LDL-C 水平升高为主,根据其特点,贝特类和他汀类药物的应用较为广泛,而他汀类药物在动脉粥样硬化性疾病一级和二级预防中具有基石地位,因此他汀类药物的使用也是本章药学监护的重点。药学监护首先需要进行评估,主要包括患者基本情况的评估和药学评估(请参见附表 5)。

(二)调脂药学监护要点

1. 治疗效果的监护　按照表 7-2 中血脂控制目标控制糖尿病患者的血脂水平,并注意患者血糖水平的达标,按照《中国 2 型糖尿病防治指南(2017 年版)》,推荐空腹血糖水平 4.4~7.0mmol/L,非空腹血糖水平低于 10.0mmol/L。

注意血脂检测时机及监测频率,2 型糖尿病患者在确诊同时应检测其血脂、脂蛋白和载脂蛋白水平,根据基线水平以制定相应的干预策略:①如果患者血脂谱位于正常范围且无其他心血管风险,在糖尿病治疗过程中每年至少要进行 1 次血脂谱的检测;②如果患者血脂谱正常且有多重心血管风险因素(男性不低于 45 岁或女性不低于 55 岁、吸烟、肥胖和早发缺血性心血管病家族史等),在诊断糖尿病后应当每 3 个月监测血脂谱 1 次。对于血脂谱异常的 2 型糖尿病患者,若仅仅是给予生活方式干预,则建议 6~8 周后监测血脂水平,以决定是否需调整治疗方案;若给予调脂药物治疗,初始干预 4 周后应监测血脂水平,若仍未达标,则调整治疗方案,再经 4 周后复查;对于血脂水平控制达标的糖尿病患者 [LDL-C < 2.6mmol/L(100mg/dl),HDL-C > 1.25mmol/L(50mg/dl),TG < 1.7mmol/L(150mg/dl)],建议每半年监测 1 次血脂谱。

2. 调脂药物不良反应的监护　糖尿病患者在使用调脂药过程中,应密切监测其安全性,特别是高龄、低体重、多系统疾病、同时使用多种药物、围术期等患者,更应加强监测。

(1)大多数患者对他汀类药物的耐受性良好。常见不良反应包括消化系统不适(如消化不良、腹泻、腹痛、恶心等)和神经系统反应(如头痛、失眠、抑郁等),通常较轻且短暂,不需要特殊处理。但仍有极少数病例发生肝脏转氨酶如谷丙转氨酶(ALT)和谷草转氨酶(AST)升高,且呈剂量依赖性。因此建议在治疗前和开始治疗后半个月监测肝功能,如用药前 ALT 水平高于正常上限值 3 倍则暂不用药。开始治疗后如发生肝功能异常,建议减少他汀类药物剂量,并在调整治疗方案后半个月再次监测肝功能:如果 AST 和 ALT 水平仍超过正常上限值 3 倍,建议暂停给药,停药后仍需每周复查肝功能,直至恢复正常。如果肝功能正常,建议每 3 个月监测一次。胆汁淤积和活动性肝病为使用他汀类药物的禁忌证。

(2)用药过程如有肌病症状,如肌肉疼痛或无力、肌炎和横纹肌溶解,强烈提示肌炎,立即检测肌酸激酶(CK),并与用药前比较,并注意排除甲状腺功能减退、过度运动等导致的肌酶升高。如出现肌肉症状,且 CK 水平高于正常上限值 5 倍即停用他汀类药物;如 CK 高于正常上限值 3~5 倍,每周监测症状和 CK 水平,如 CK 水平逐渐升高,应减药或停药。CK 水平降至正常后谨慎考虑是否重新用药,且重新用药起始剂量要小,原联合用药者先使用一种药物。横纹肌溶解是指有肌肉症状,伴 CK 水平显著升高超过正常上限值的 10 倍(即 10×ULN, ×ULN 表示酶学指标的正常上限倍数)和肌酐升高,常有褐色尿和肌红蛋白尿,这是他汀类药物最危险的不良反应,严重者可以引起死亡。若用药期间伴有可能引起肌溶解的其他情况,如败血症、创伤、大手术、低血压及抽搐等,也建议暂停给药。

(3)多数他汀类药物长期使用可能会引起血糖的升高,所以用药过程中需检测血糖的变化。他汀类药物可不同程度地提高糖尿病的发生风险,不同他汀药物类型和不同使用剂量引起糖尿病的风险有所不同,使用他汀类药物的患者需定期监测血糖和糖化血红蛋白。由于他汀类药物对心血管的保护作用远远高于引起糖尿病的风险,权衡利弊时要进行综合全面的评估,不要仅因为糖化血红蛋白升高即停止他汀类药物治疗。

(4)贝特类药物最常见的不良反应为胃肠道不适,多为轻微的恶心、腹泻和腹胀等。另外,偶见皮肤瘙痒、荨麻疹、皮疹、脱发、头痛、失眠和性欲减退等。长期服用贝特类药物时,需要警惕药物引起的肝、肾功能损害,因此在治疗开始后半个月应该监测肝、肾功能。个别患者服药后可能发生药物性横纹肌溶解症,若有上述症状,则应该立即检测血 CK 水平。另外,贝特类药物可使胆结石的发生率升高,个别患者服药后白细胞、红细胞和嗜酸性粒细胞可能减少,因此若有相应的症状和体征,应该进行相应的监测。

(5)烟酸可导致糖代谢异常或糖耐量恶化,一般不推荐在糖尿病患者中使用。若必须使用,应该定期监测血糖水平。

3. 调脂药物联合应用的监护 2 型糖尿病患者常见混合性高脂血症,单一调脂药大剂量时不良反应增加,为了提高调脂治疗的达标率,往往需不同类别调脂药联合应用,他汀类药物和其他调脂药联合应用可能发生更多不良反应,除了监测 ALT、AST 和 CK 水平之外,还应加强用药方式和其他不良反应的监护。如他汀类药物和贝特类药物合用时发生肌病的机会增多,开始合用时宜都用小剂量,采取早晨服用贝特类药物,晚上服用他汀类药物,避免血药浓度的显著升高。他汀类药物与烟酸类药物合用可发生潮红的不良反应。他汀类药物与鱼油制剂联合应用并不会增加各自的不良反应。但是由于服用较大剂量的 ω-3 多不饱和脂肪酸有增加出血的危险,并且对糖尿病患者和肥胖患者因增加热卡的摄入而不利于长期应用。

4. 调脂药物和降糖药相互作用的监护　多数他汀类药物由肝脏细胞色素 P-450(cytochrome P-450,CYP-450)进行代谢,其中阿托伐他汀、洛伐他汀和辛伐他汀通过 CYP3A4 代谢,氟伐他汀和瑞舒伐他汀通过 CYP2C9 代谢。因此,同其他与 CYP-450 酶药物代谢系统有关的药物同用时,应密切监测可能发生的药物相互作用。氟伐他汀不仅是 CYP2C9 的底物,还是 CYP2C9 的酶抑制剂,多数磺酰脲类降糖药和那格列奈、罗格列酮均为 CYP2C9 的底物,联合氟伐他汀使用时,可能会导致降糖药物血药浓度升高,增加低血糖的发生率。非诺贝特也是 CYP2C9 的酶抑制剂,和以上降糖药联合使用时也应加强监测低血糖事件。

吉非罗齐是 CYP2C8 酶的强抑制剂,噻唑烷二酮类药物和瑞格列奈都是 CYP2C8 的底物,和吉非罗齐合用将升高以上几种药物的血药浓度。降糖药吡格列酮由多种细胞色素 P-450 同工酶代谢,是 CYP3A4 的诱导剂。应用吡格列酮时,可能加快他汀类药物的代谢,降低药物疗效。肝脏通过人类转运蛋白转运系统摄取药物,研究报道,多种他汀类药物都是人类有机阴离子转运多肽 OATP1B1 的底物,包括普伐他汀、瑞舒伐他汀、阿托伐他汀和匹伐他汀。有研究发现瑞格列奈和罗格列酮可抑制有机阴离子转运多肽(organic anion transporting polypeptides,OATPs)介导的普伐他汀和阿托伐他汀的摄取,从而导致他汀类药物的严重不良反应——横纹肌溶解。

阿托伐他汀、洛伐他汀和辛伐他汀都有抑制 P- 糖蛋白底物转运的作用,联合应用 P- 糖蛋白抑制剂或底物时需监测他汀类药物相关肌病及其他不良反应。西格列汀、沙格列汀和格列本脲都是 P- 糖蛋白的底物,同时应用他汀类药物时,降糖药的代谢受到抑制,血药浓度升高,增加低血糖风险,联合使用时应注意调整降糖药剂量。

本章小结:

糖尿病相关的血脂异常是临床常见疾病,随着社会发展和经济水平的提高,患者对该方面的知晓率日益提高,适时适量启动他汀类调脂药物治疗具有重要的意义。用药后如 LDL-C 水平仍不达标,则推荐联合其他调脂药物。

联合调脂治疗对于有高心血管病风险的糖尿病患者来说尤为重要。联合用药调脂方案可能导致不良反应发生率增加，药物相互作用增多，药师应发挥自身优势，从药学监护、药学教育及患者随访入手，以服务患者为中心，为临床医护人员及患者提供药学技术支持，促进临床用药的安全、合理、经济。

（山东省千佛山医院　杨　蕊　李宏建）

参 考 文 献

1. TURNER RC, MILLNS H, NEIL HA, et al. Risk factors for coronary artery disease in non-insulin dependent diabetes mellitus: United Kingdom Prospective Diabetes Study (UKPDS: 23). BMJ, 1998, 316(7134): 823-828.

2. SINGH IM, SHISHEHBOR MH, ANSELL BJ. High-density lipoprotein as a therapeutic target: a systematic review. JAMA, 2007, 298(7): 786-798.

3. MORA S, SZKLO M, OTVOS JD, et al. LDL particle subclasses, LDL particle size, and carotid atherosclerosis in the Multi-Ethnic Study of Atherosclerosis (MESA). Atherosclerosis, 2007, 192(1): 211-217.

4. Emerging Risk Factors Collaboration, Di Angelantonio E, Sarwar N, Perry P, et al. Major lipids, apolipoproteins, and risk of vascular disease. JAMA, 2009, 302(18): 1993-2000.

5. European Association for Cardiovascular Prevention & Rehabilitation1, Reiner Z, Catapano AL, et al. ESC/ EAS Guidelines for the management of dyslipidaemias: the Task Force for the management of dyslipidaemias of the European Society of Cardiology (ESC) and the European Atherosclerosis Society (EAS). Eur Heart J, 2011, 32(14): 1769-1818.

6. 中国成人血脂异常防治指南修订联合委员会 . 中国成人血脂异常防治指南（2016 年修订版）. 中国循环杂志, 2016, 31(10): 937-953.

7. 中华医学会糖尿病学分会 . 中国 2 型糖尿病防治指南（2017 年版）. 中华糖尿病杂志, 2018, 10(1): 4-67.

8. STONE NJ, ROBINSON JG, LICHTENSTEIN AH, et al. ACC/AHA guideline on the treatment of blood cholesterol to reduce atherosclerotic cardiovascular risk in adults: a report of the American College of Cardiology/American Heart Association Task Force on Practice Guidelines. J Am Coll Cardiol, 2014, 63(25 Pt B): 2889-2934.

9. INZUCCHI SE, BERGENSTAL RM, BUSE JB, et al. Management of hyperglycemia in type 2 diabetes, 2015: a patient-centered approach: update to a position statement of the American Diabetes Association and the European Association for the Study of Diabetes. Diabetes Care, 2015, 38(1): 140-149.

附　表

附表1　成人高脂血症调脂治疗药学监护表

附表1-1成人高脂血症调脂治疗药学评估监护表

建立日期:___年___月___日　　　　　　　建立人:_____

姓名		性别		年龄		病区		床号		住院号	
入院日期:　年　月　日				出院日期:　　年　月　日				住院天数:　　　天			
身高(m):		体重(kg):		体重指数(kg/m²):			血压(mmHg):				
联系方式				职业							
诊　断 (高脂血症分型)		□高胆固醇血症　　□高甘油三酯血症 □混合型高脂血症　□低高密度脂蛋白血症									
药物/食物过敏史		□药物过敏史　　　□食物过敏史 过敏情况描述(　　　　　　　　　　　　　　　　　)									
个人史		□吸烟史　□饮酒史		饮食嗜好		□高盐　□高脂　□高糖 □高嘌呤					

既往用药史					用药依从性评估: □好 □中等 □差
	药物	用法用量	疗程	备注	
调脂药物 (备注:有无 发生药物不 良反应)					用药依从性判断标准: ①忘服药的经历 ②不注意服药剂量、方法
其他药物 (备注:对调 脂药物有无 相互作用)					③自觉症状改善时停药 ④自觉症状加重时停药 全是"否"为依从性好,1~ 2个"是"为中等,3~4个 "是"为差

续表

本次住院使用的调脂药物及用法用量: 药名( ) 用法用量( )		
肌病风险评估		

危险因素		备注
高龄(尤其＞80岁)	□是　□否	
女性	□是　□否	
身体瘦小虚弱	□是　□否	
大剂量	( )他汀,用法用量:( )	
药物的联合使用	□贝特类调脂药	
	□其他调脂药物	
	□CYP3A4 诱导剂	
	□CYP3A4 抑制剂	□地尔硫草
		□维拉帕米
		□胺碘酮
		其他_____
多系统疾病	□慢性肾功能不全	
	□慢性肝功能不全	
	□甲状腺功能减退	
	□围术期	
	□急性感染	
	□严重创伤	

实验室检查					
血脂	TC(mmol/L)		肝功能	ALT(U/L)	
	TG(mmol/L)			AST(U/L)	
	LDL-C(mmol/L)		肾功能	SCr(μmol/L)	
	HDL-C(mmol/L)			BUN(μmol/L)	
肌酶	CK(U/L)		肌酶	CKMB(U/L)	

附表 1-2　患者出院指导表

姓名		年龄		性别		住院号	
体重			kg	烟酒嗜好			

生活方式干预：

☐ 戒烟

☐ 限制饮酒

☐ 低盐低脂饮食

☐ 增加蔬菜、水果、粗纤维食物、富含 ω-3 脂肪酸的鱼类的摄入

☐ 每日坚持 30~60 分钟的中等强度有氧运动，每周至少 5 天

☐ 您现在属于　☐超重　☐肥胖　需要适度减重至(　　　)kg

☐ 其他：_____

用药教育：

药品名称	用法用量	服药时间
	_____次/日，每次_____	☐晚上　☐餐前　☐随餐　☐餐后
	_____次/日，每次_____	☐晚上　☐餐前　☐随餐　☐餐后
	_____次/日，每次_____	☐晚上　☐餐前　☐随餐　☐餐后
	_____次/日，每次_____	☐晚上　☐餐前　☐随餐　☐餐后

◎ 需要自行监测指标：

　☐肌肉酸痛　☐疲劳乏力　☐小便颜色　☐恶心呕吐　☐血糖

　其他_____

◎ 下次来院随访时间：☐1周后　☐1个月后　☐3个月后

药师签名：　　　　　　　　　　时间：　　年　　月　　日

附表2 心血管病调脂治疗药学监护表

附表2-1 心血管病调脂治疗患者基本情况评估表

建立日期： 年 月 日　　　　　　　　　　　　建立人：

姓名		性别		年龄		病区		床号		住院号	
入院日期： 年 月 日				出院日期： 年 月 日				住院天数： 天			
身高（m）：				体重（kg）：				体重指数（kg/m²）：			
联系方式					职业						
诊断											
药物/食物过敏史		□ 药物过敏史 　□ 食物过敏史 过敏情况描述（　　　　　　　　　　　　　　　　　　）									
个人史		□ 吸烟史 　□ 饮酒史									

既往用药史及疗程					用药依从性评估：
	药物	用法用量	疗程	备注	□ 好 □ 中等 □ 差
调脂药物	□阿托伐他汀				用药依从性判断标准：
	□瑞舒伐他汀				①忘服药的经历
	□辛伐他汀				②不注意服药剂量、方法
	□普伐他汀				③自觉症状改善时停药
	□氟伐他汀				④自觉症状加重时停药
	□（　　）他汀				全是"否"为依从性好，1~2个"是"为中等，3~4个"是"为差
其他药物					

备注项下：主要记录药物相关不良反应

其他药物：记录曾发生药物相关不良反应的药物

附表2-2　心血管病调脂治疗药学评估表

| 姓名 | | 性别 | | 年龄 | | 病区 | | 床号 | | 住院号 | |

适应证：	合并疾病：
□ 稳定型冠心病	□ 高血压
□ 急性冠脉综合征(□ UA　□ MI)	□ 心律失常
□ 外周动脉粥样硬化	□ 糖尿病
□ 动脉粥样硬化性疾病	□ 其他(　)

风险评估：□ 过敏体质　□ 既往调脂类药物相关 ADR　□ 肾功能不全　□ 肝功能不全

肌病风险评估

危险因素		备注
年龄	□ > 80 岁	
	□ 身体瘦小纤弱者,女性	
大剂量	(　)他汀,用法用量:(　)	
药物的联合使用	□ 贝特类调脂药	
	□ 其他调脂药物	
	□ CYP3A4 诱导剂	
	□ CYP3A4 抑制剂	□ 地尔硫䓬
		□ 维拉帕米
		□ 胺碘酮
		其他
多系统疾病	□ 慢性肾功能不全	
	□ 糖尿病	
甲状腺功能	□ 甲状腺功能减退	
其他情况	□ 围术期	
	□ 急性病毒感染	
	□ 严重创伤	

合并用药

药物			用法用量	起始时间	结束时间	剂量调整	调整时间
抗心律失常药	□	胺碘酮					
钙离子拮抗剂	□	维拉帕米					
	□	地尔硫䓬					
	□	氨氯地平					
调脂药物	□	非诺贝特					
	□	其他					
口服抗凝药	□	华法林					
	□	氯吡格雷					
其他类	□	(　)					

续表

其他类：与他汀类药物有相互作用的其他药物

实验室检查

项目 \ 日期		D1	D2	……
血脂	TC（mmol/L）			
	TG（mmol/L）			
	LDL-C（mmol/L）			
	HDL-C（mmol/L）			
肝功能	ALT（U/L）			
	AST（U/L）			
肾功能	SCr（μmol/L）			
	BUN（μmol/L）			
其他	CK（U/L）			
	CKMB（U/L）			
	LDH（U/L）			
	HBDH（U/L）			

附表3　脑血管病调脂治疗药学监护表

姓名		性别		年龄		病区		床号		住院号	

适应证：
□缺血性脑卒中
□TIA

合并疾病：
□高血压
□心律失常
□冠心病
□外周动脉粥样硬化
□动脉粥样硬化性疾病
□其他（　）

风险评估：□过敏体质　□既往调脂类药物相关 ADR　□肾功能不全　□肝功能不全

续表

肌病风险评估

危险因素		备注
年龄	□＞80岁	
	□身体瘦小纤弱者,女性	
大剂量	(　　　　)他汀,用法用量:(　　　　)	
药物的联合使用	□贝特类调脂药	
	□其他调脂药物	
	□CYP3A4诱导剂	
	□CYP3A4抑制剂	□地尔硫䓬
		□维拉帕米
		□胺碘酮
		其他_____
多系统疾病	□慢性肾功能不全	
	□糖尿病	
甲状腺功能	□甲状腺功能减退	
其他情况	□围术期	
	□急性病毒感染	
	□严重创伤	

合并用药

药物			用法用量	起始时间	结束时间	剂量调整	调整时间
抗心律失常药	□	胺碘酮					
钙离子拮抗剂	□	维拉帕米					
	□	地尔硫䓬					
	□	氨氯地平					
调脂药物	□	非诺贝特					
	□	其他					
口服抗凝药	□	华法林					
	□	氯吡格雷					
其他类	□	(　　　)					

其他类:与他汀类药物有相互作用的其他药物

实验室检查

项目\日期		D1	D2	......
血脂	TC（mmol/L）			
	TG（mmol/L）			
	LDL-C（mmol/L）			
	HDL-C（mmol/L）			
肝功能	ALT（U/L）			
	AST（U/L）			
肾功能	SCr（μmol/L）			
	BUN（μmol/L）			
其他	CK（U/L）			
	CKMB（U/L）			
	LDH（U/L）			
	HBDH（U/L）			

附表 4　肾脏病调脂治疗药学监护表

附表 4-1　肾脏病调脂治疗患者基本情况评估表

建立日期：　　年　　月　　日　　　　　　　　建立人：

姓名		性别		年龄		病区		床号		住院号	
入院日期：　年　月　日			出院日期：　年　月　日				住院天数：　天				
身高（m）：			体重（kg）：			体重指数（kg/m²）：					
联系方式				职业							
诊断											
药物 / 食物过敏史	□药物过敏史　□食物过敏史 过敏情况描述（　　　　　　　　　　　　　　　　　　　　　　　）										
个人史	□吸烟史　□饮酒史										

既往用药史及疗程					用药依从性评估：
	药物	用法用量	疗程	备注	□ 好
调脂药物	□阿托伐他汀				□ 中等
	□瑞舒伐他汀				□ 差
	□辛伐他汀				用药依从性判断标准：
	□普伐他汀				①忘服药的经历
	□氟伐他汀				②不注意服药剂量、
	□（　　　）他汀				方法
其他药物					③自觉症状改善时停药

备注项下：主要记录药物相关不良反应
其他药物：记录曾发生药物相关不良反应的药物

④自觉症状加重时停药
全是"否"为依从性好，
1~2 个"是"为中等，
3~4 个"是"为差

附表 4-2　肾脏病调脂治疗药学评估表

姓名		性别		年龄		病区		床号		住院号	

适应证：	合并疾病：
□ 肾病综合征	□ 高血压
□ 慢性肾脏病 3~5 期	□ 冠心病
□ 高脂血症	□ 糖尿病
□ 其他	□ 其他（　）

风险评估：□ 过敏体质　　□ 既往调脂类药物相关 ADR　　□ 肾功能不全　　□ 肝功能不全

肌病风险评估

危险因素		备注
年龄	□＞80 岁	
	□身体瘦小纤弱者，女性	
大剂量	（　　　　）他汀，用法用量：（　　　　）	
药物的联合使用	□ 贝特类调脂药	
	□ 其他调脂药物	
	□ CYP3A4 诱导剂	□ 糖皮质激素 □ 环磷酰胺 其他
	□ CYP3A4 抑制剂	□ 环孢素 □他克莫司 □ 地尔硫䓬

		其他
多系统疾病	□ 慢性肾功能不全	
	□ 糖尿病	
甲状腺功能	□ 甲状腺功能减退	
其他情况	□ 围术期	
	□ 急性病毒感染	
	□ 严重创伤	

合并用药

药物			用法用量	起始时间	结束时间	剂量调整	调整时间
激素	□	地塞米松					
免疫抑制剂	□	环孢素					
	□	他克莫司					
	□	环磷酰胺					
钙离子拮抗剂	□	维拉帕米					
	□	地尔硫䓬					
	□	氨氯地平					
调脂药物	□	非诺贝特					
	□	其他					
口服抗凝药	□	华法林					
	□	氯吡格雷					
其他类	□	（　　　）					

其他类：与他汀类药物有相互作用的其他药物

实验室检查

项目 \ 日期		D1	D2	……
血脂	TC（mmol/L）			
	TG（mmol/L）			
	LDL-C（mmol/L）			
	HDL-C（mmol/L）			
肝功能	ALT（U/L）			
	AST（U/L）			
肾功能	SCr（μmol/L）			
	BUN（μmol/L）			
其他	CK（U/L）			
	CKMB（U/L）			
	LDH（U/L）			
	HBDH（U/L）			

附表5　糖尿病调脂治疗药学监护表

建立日期：　年　月　日　　　　　　　　　建立人：

姓名：		性别：		年龄：		病区：		住院号：	
入院日期：　年　月　日			出院日期：　年　月　日				住院天数：　天		
身高(m)：			体重(kg)：			体重指数(kg/m²)：			
联系方式				职业					

个人史	□吸烟史　□饮酒史
家族史	□无　□有(如有，请阐述：)
过敏史	□药物过敏史　□食物过敏史 过敏情况描述(　　　　　　　　　　　　　　　　　　　　　　　)

既往用药史	调脂药物		药物	用法用量	疗程	1. 用药依从性评估： □好 □中等 □差 用药依从性判断标准： ①忘服药的经历 ②不注意服药剂量、方法 ③自觉症状改善时停药 ④自觉症状加重时停药 全是"否"为依从性好，1~2个"是"为中等，3~4个"是"为差 2. 不良反应： □有 □无 具体描述：
			□阿托伐他汀			
			□瑞舒伐他汀			
			□辛伐他汀			
			□普伐他汀			
			□氟伐他汀			
			□			
	其他药物					

诊断	□糖尿病　　　　　□高血压　　　　　□高血脂　　　□心律失常 □稳定型冠心病　□外周动脉粥样硬化　□急性冠脉综合征 □其他

续表

	低风险	高风险		极高风险
心血管风险分层	□无 CVD □年龄 < 40 岁	□无 CVD, 年龄 > 40 岁 □ 1 个以上 CVD 危险因素	□无 CVD, 年龄 < 40 岁 □多个 CVD 危险因素或 LDL-C ≥ 2.6mmol/L	□糖尿病合并心脑血管病 □糖尿病合并颈动脉斑块或狭窄 □糖尿病合并周围动脉病变患者
	CVD 危险因素包括: □年龄(男性 ≥ 45 岁, 女性 ≥ 55 岁) □吸烟 □高血压 □肥胖 (BMI ≥ 28kg/m²) □微量白蛋白尿 □早发缺血性心血管病家族史 □女性绝经期后 □低 HDL-C(< 1.04mmol/L) □其他( )			

治疗目标				

既往用药史	类别	通用名	用法用量	疗程	1. 用药依从性评估: □好 □中等 □差 2. 不良反应: □有 □无 过敏情况描述:
	调脂药物	□阿托伐他汀			
		□瑞舒伐他汀			
		□辛伐他汀			
		□普伐他汀			
		□氟伐他汀			
		□			
	其他药物				

当前治疗方案	类别	通用名	用法用量	疗程	1. 药物选择 □品种选择 □剂量选择 □禁忌证 2. 相互作用 □有 □无 相互作用情况描述: 3. 药师建议
	他汀类	□阿托伐他汀			
		□瑞舒伐他汀			
		□辛伐他汀			
		□普伐他汀			
		□氟伐他汀			
		□			
	其他调脂药	□非诺贝特			
		□			
	降糖药	□			
		□			
	其他	□			
		□			

药学监护	1. 实验室指标监护								
	项目 \ 日期								
	血脂	CHOL（mmol/L）							
		TG（mmol/L）							
		LDL-C（mmol/L）							
		HDL-C（mmol/L）							
	肝功能	ALT（U/L）							
		AST（U/L）							
	肾功能	Cr（μmol/L）							
	其他	CK（U/L）							
		空腹血糖							
		HbA1c							
		……							

2. 症状、体征监护

□胃肠道不适（描述：　　　　） □神经系统（描述：　　　　）

□肌病症状（描述：　　　　） □皮肤表现（描述：　　　　）

□其他（描述：　　　　）

3. 评估调脂治疗

□继续目前方案　□减量　□停药　□其他

出院教育及随访	1. 出院教育　□教用药教育　□生活方式干预
	2. 随访计划　□4周　　　　□8周　　　　□12周

12检